SCORPIO

Über das Buch:
Mit seinen Forschungen zu Quantenphilosophie, Umweltmedizin und elektromagnetischen Feldern begeistert Ulrich Warnke seit Jahren eine große Fangemeinde. Viele seiner Theorien legte er in seinen im Selbstverlag erschienenen Büchern unter dem Reihennamen »Der archaische Zivilisationsmensch« dar, die nun aufgrund der konstanten Nachfrage neu aufgelegt werden. Gehirn-Magie schildert, wie elektromagnetische Feldkräfte die Bausteine unseres Körpers zusammenhalten und unsere Lebensfunktionen bestimmen. Ort der Kraftübertragung ist das Vakuum. Weil wir und andere Organismen fast vollständig aus Vakuum bestehen, hat das Geschehen im Vakuum für das Leben weit größere Bedeutung als die Materie. Wille, Glaube und Emotion scheinen im Vakuum die Weichenstellung zur Realitätsbildung und zur Veränderung der Materie stellen zu können, auch über den Körper hinaus.

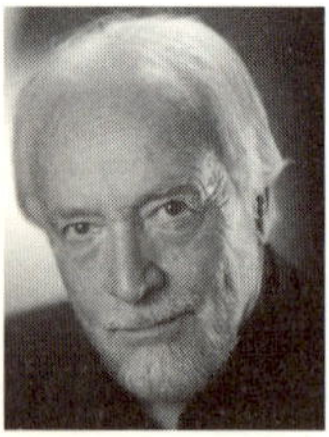
© privat

Über den Autor:
Ulrich Warnke, geboren 1945, studierte Biologie, Physik, Geografie und Pädagogik. Als langjähriger Dozent an der Universität des Saarlandes hatte er Lehraufträge für Biomedizin, Biophysik, Umweltmedizin, Physiologische Psychologie und Psychosomatik, Präventiv-Biologie und Bionik (ab 2010 im Ruhestand). Seit 1989 leitet er die Arbeitsgruppe Technische Biomedizin & Bionik, heute im Science Park 2 an der Universität. Er ist Gründungsmitglied der Gesellschaft für Technische Biologie und Bionik e.V. sowie ein gefragter Referent.

Ulrich Warnke

Gehirn-Magie

Der Zauber unserer Gefühlswelt

SCORPIO

Das vorliegende Buch erschien unter dem gleichen Titel erstmals 1997
in der Popular Academic Verlags-Gesellschaft, Saarbrücken.

MIX
Papier aus verantwortungsvollen Quellen
FSC
www.fsc.org
FSC® C019821

Umschlaggestaltung: Guter Punkt, München
Umschlagmotiv/Titelbild: © Sergey Nivens/Shutterstock
Illustrationen im Innenteil, soweit nicht anders angegeben:
© Ulrich Warnke
Satz: BuchHaus Robert Gigler, München
Druck und Bindung: Druckerei C.H.Beck, Nördlingen
ISBN 978-3-943416-71-8

www.scorpio-verlag.de

Inhalt

Vorwort zur unveränderten 5. Auflage 9

1 Die Magie hält Einzug in die Wissenschaft 11

2 Die Natur-Konstruktion Mensch 15

Das Unternehmen Mensch 19
Der große Triumph der Quantenelektrodynamik QED 25
Wie Realität entsteht 29
Die Existenz 38
Woraus bestehen wir irdischen Lebewesen? 40
Lebensphänomene voller Rätsel 44
Das Atmen
Die Nahrungsaufnahme
Tod
Wir sind Photonen-/Quantenstrahler 50
Die Hauptstrahler in uns: »Membran-Maser«
Wärme und Kälte 56
DNA – das Quantengedächtnis von Jahrmillionen 62

3 Vakuumenergie und Geist 65

Das Vakuum dominiert 66
Steuert der Wille die Vakuumenergie? 73
Geisterteilchen mit Kraftpotenz 75
Unschärferelationen
Welche Felder füllen das Vakuum aus? 81
Sind wir durch intelligente Elektronen repräsentiert? 83
Die Gravitation – ein ungelöstes Rätsel 93
Masse und Spin 99
Atomkerne sind Energiewirbel 105
Was hat Gravitation mit elektromagnetischer Energiezufuhr zu tun? 108

4 Das Bewusstsein steuert die Materie 111

Nichtlokalität 114
Ein Experiment mit weitreichenden Folgen 115
Zeitlose Geschehnisse 118
Welche Zeit hat ein Photon?
Ziele, Beziehung und Wahrnehmbarkeit 121
Feedback und Adressing
Die Hierarchie-Sprache
Wie ein Elektron andere Elektronen informiert 129
Unser Bewusstsein arbeitet mit QED 137
Nahkommunikation in den Grenzen des Körpers
Fernkommunikation
Sende- und Empfangskanäle
Die Kraft des Pulsierens 146

5 Bewusstsein, Gefühl und Glaube sind Teil des Geistes 149

Ich-Bewusstsein 151
Tages-Bewusstsein
Traum- Bewusstsein
Nahtod-Bewusstsein
Energie und Gefühl sind verknüpft 161
Psychosomatik
Was also ist der Geist? 170
Warum nimmt das Gehirn eine Schlüsselposition ein? 177
Thalamus – das Tor zum Tages-Bewusstsein
Ungeklärte Phänomene 188

6 Wie Gefühle und Glaube unser Leben verändern 190

Ekstase 192
Verliebtsein und Liebe – wie wir mit Drogen verzaubert werden 194
Magie der Liebe
Pure Sexualität
Der Sozialeffekt
Signale provozieren
Düfte und Pheromone
Copuline
Familien-Beziehung
Wozu dieser immense Aufwand? 214
Motivation und Depression 218
Körpereigene Psychedelika

Endovalium
Glücklichsein
Das Immunsystem spürt Gefühle 225
Differenzielles Erleben 231

7 Traditionelle Beeinflussung des Energiegeschehens 233

Das Homöopathie-Funktionsmodell
Das Akupunktur-Funktionsmodell
Energie- und Leistungsverstärker
Orte der Einflussnahme
Welche Strukturen fungieren als Energiesammler?
Wie kommt es zur Widerstandserniedrigung in Akupunkturpunkten?
Wozu ein Akupunktursystem?
Das Symbol Yin-Yang
Das Akupunktur-Funktionsmodell in der Übersicht
Elektromagnetische Schwingungen und magnetische Kräfte wirken in Kombination
Steckbrief Elektronen/Photon 253

Danksagung 255
Literatur 256
Index 265

Vorwort
zur unveränderten 5. Auflage

Vorliegendes Buch ist der 3. Band von insgesamt fünf Bänden aus der Reihe »Der archaische Zivilisationsmensch«. Es wurde 1997 zum ersten Mal veröffentlicht. Bis zum Jahr 2004 war das Buch mit insgesamt vier Auflagen erhältlich. Danach wurde der herausgebende Verlag geschlossen und das Buch wurde seitdem offiziell nicht mehr angeboten.

Jedoch blieb die Nachfrage in den folgenden 10 Jahren bis heute auf hohem Level stabil. Immer wieder erhielt ich Anfragen, ob ich nicht noch irgendwoher ein Exemplar auftreiben könne, das Buch war sehr begehrt. Nun ist es so weit: Der Scorpio Verlag legt das Manuskript nach exakt 10 Jahren in der Originalversion erneut auf: es ist somit die 5. unveränderte Auflage, die nun wieder über den Buchhandel zu normalen Konditionen zu beziehen ist.

Ich bin erstaunt, wie aktuell der Inhalt des Buches immer noch ist. Die inhaltliche Darstellung hat sich einerseits innerhalb der vergangenen 17 Jahre gefestigt. Andererseits ist der Fortschritt, der sich aus dem Inhalt erzielen ließe, aus heutiger Sicht immer noch minimal geblieben. Das Wissen um die Grundlagen unserer Existenz wird in unserer Gesellschaft immer noch nicht ausreichend verbreitet und angewendet.

Damals wusste man noch wenig von Dunkler Energie und Dunkler Materie und deshalb blieb sie auch in diesem Buch noch unberücksichtigt. Einiges ist heute besser wissenschaftlich durchdrungen als damals. Aber wichtig erscheint mir, dass das zugrunde liegende Existenz-Prinzip für uns Menschen und die umgebende Natur, so, wie ich es vor 17 Jahren aufgezeigt habe, und die Fragen, die sich daraus ergeben, nach wie vor gleich geblieben sind.

Einige Zahlen, wie die der Weltbevölkerung, haben sich natürlich inzwischen geändert. Das beschriebene Higgs-Feld, damals noch theoretisch, ist zwischenzeitlich mit fast hundertprozentiger Sicherheit nachgewiesen worden. Der englische Physiker Peter Higgs bekam 2013 den Nobelpreis für seine bahnbrechende Idee.

Dieses Buch bietet inhaltlich die Basis aller Folgebücher, insbesondere »Quantenphilosophie und Spiritualität« sowie »Quantenphilosophie und Interwelt«. Immer wieder dreht es sich um das Thema: Wie funktionieren Geist und Seele? Und welchen Wirkungsmechanismus können wir beim Einfluss auf unsere Materie erkennen? Denn erst, wenn dieser Wirkungsmechanismus bis ins Detail erkannt ist, können wir daraus optimalen Nutzen in der Praxis zur permanenten Gesundheitserhaltung und für eine würdige Lebensführung erzielen.

Ulrich Warnke
März 2014

1 Die Magie hält Einzug in die Wissenschaft

Wenn Sie mit diesem Buch eine Neuauflage der gängigen Konzepte über Gefühle erhalten wollten, dann werden Sie enttäuscht werden.

Im Folgenden wird Ihnen eine ungewöhnliche und völlig neue Sichtweise unseres Körpergeschehens dargestellt, in der die energetischen Komponenten der Gefühlsmodalitäten die Hauptrolle spielen.

Was Sie über die nächsten über 200 Seiten lesen werden, hat viel mit physikalischen Naturgegebenheiten zu tun.

Die Aussagen im Buch entsprechen keinesfalls einer wissenschaftlichen Beweisführung, entsprechend den heute gültigen Kriterien, sondern sind spekulativ, hypothetisch, theoretisch, aber oftmals auch erstaunlich plausibel.

Man muss das ganze Konzept des Buches unter dem Aspekt ansehen: »So könnte es funktionieren.«

Das Konzept berücksichtigt den von namhaften Physikern erklärten Paradigmenwechsel.

Das Wort Magie stammt aus der altpersischen Sprache, abgeleitet von Magu-sh. So wurden bei den Medern und Persern die Priester der Zarathustra-Religion genannt. Sie waren die Magier des Altertums – Theologen, Philosophen und Naturwissenschaftler gleichzeitig. Eigenartig, die Zeit ist gekommen, in der ein Zusammenschluss dieser Disziplinen wieder auflebt. Physiker als Naturwissenschaftler geben offen zu, dass sie mehr und mehr zu philosophischen Formulierungen greifen müssen, um die Zusammenhänge der Grundgesetze der Natur und des Universums zu beschreiben. Physiker waren bisher die Spezialisten der Materie; Philosophen sind die Spezialisten des Geistes. Im Zuge der Tendenz einer exakten Wissenschaft lag in der heutigen Zeit bisher der Schwerpunkt konsequent bei der Physik, also bei der Materie. Nun aber wird deutlich, dass der Geist die Materie durchdringt. Die Welt ist für uns das, was der Teil des Geistes, den wir Glauben nennen, jeweils möchte, dass sie ist. Unser Wissen beruht auf Glauben. Wo bleibt da die Objektivität?

Physik ist eine Erfahrungswissenschaft. Die bisherigen Erfahrungen innerhalb der Physik sind rudimentäre Projektionen der Naturgesetze.

Auf der Ebene quantenphysikalischer und subatomarer Vorgänge gibt es keine exakte Wissenschaft mehr. Eine Unterscheidung in objektiv und subjektiv ist bereits hier an der Basis allen Geschehens verschwommen.

Die jetzt lebende Generation hat das Privileg, Zeuge für einen fundamentalen Wandel in der Wissenschaft zu sein:

- Die mechanistische Naturauffassung einschließlich des bisherigen Weltbildes wird ernsthaft infrage gestellt.
- Eine neue philosophische Physik wird etabliert zur Erklärung sich selbst organisierender Systeme im Rah-

men von Wahrscheinlichkeiten, Chaos, Determinationskaskaden.

- Der Mensch ist integrierter Bestandteil einer intelligenten Kosmologie.

Die Schnittstelle von der Biologie einerseits und dieser modernen Physik andererseits ist Dreh- und Angelpunkt eines revolutionären Geschehens.

Der Mensch als hoch entwickelte quantenphysikalische Konstruktion ist maßgeblicher Teil nicht nur der Natur, sondern auch des Universums.

Unser Gehirn nimmt dabei eine Schlüsselposition ein.

Daraus ergeben sich neue, bisher unverständliche und zu wenig durchdachte Aspekte für das tägliche Leben, für die Gesundheit genauso wie für die Medizin.

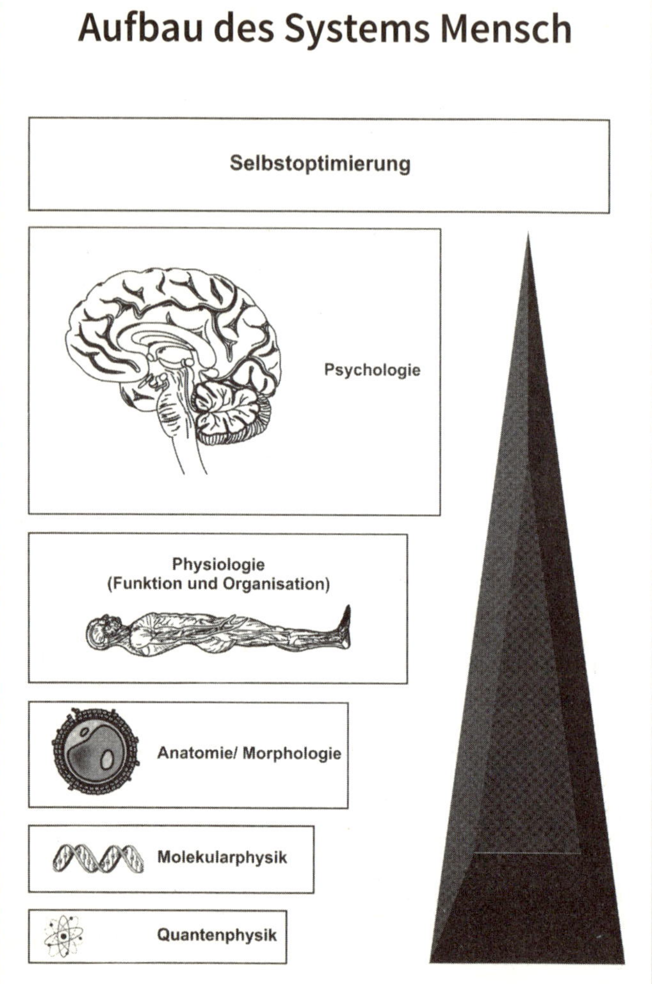
Aufbau des Systems Mensch
Selbstoptimierung
Psychologie
Physiologie
(Funktion und Organisation)
Anatomie/ Morphologie
Molekularphysik
Quantenphysik

Abb. 1

2 Die Natur-Konstruktion Mensch

Dieses Kapitel ist eine Einführung in die neue Sichtweise. Es beschreibt in Kurzform, aus was wir grundlegend bestehen, wie wir konstruiert sind und wie wir funktionieren. In späteren Kapiteln werden wir lesen können, wie das System detailliert abläuft.

Der Mensch ist in Aufbau und Funktion eine Konstruktion der Natur unter Verwendung der universal geltenden Gesetze – wie könnte es anders sein.

Diese Konstruktion ist durch sich selbst bisher nur grob erkannt worden. Der Feinbetrieb, besonders im energetischen Bereich, wird andeutungsweise in neuerer Literatur erkennbar, allerdings bisher nur für einige spezialisierte Kenner der Quantenmechanik und der Quantenelektrodynamik.

Fast unbemerkt von der allgemeinen Bevölkerung ist in der Wissenschaft ein Paradigmenwechsel erfolgt. Nicht mehr das bisher gültige Newton'sche Weltbild ist stimmig, wonach Ursache und Wirkung exakt aufeinanderfolgen, wonach also in einer Welt, die einem komplexen Räderwerk entspricht, alles berechenbar ist, wenn wir die Einzelrädchen kennen, sondern man akzeptiert neuerdings, dass unsere Welt eine Welt der Angebote und Einladungen ist.

Alles ist als Wahrscheinlichkeit angelegt, und wir sind (exklusiv?) die Instanz, die entscheidet, welcher der Einladungen gefolgt wird, wohin also unser Weg gehen soll. Aber nicht nur unser eigener Weg ist von unserer Entscheidung betroffen, sondern auch diverse andere Wege.

Die Einladungen sind verschlüsselt in Interferenzen, Hologrammen, Nichtlinearitäten, Chaos und letztlich in Schicksalen von Quantenindividuen.

Die Natur hat uns in die Lage versetzt, selbst zu entschlüsseln und dadurch die Verhältnisse so zu erkennen, dass wir sie für uns nutzbar machen können.

In diesem neuen Weltbild ist die entscheidend bestimmende Größe tatsächlich der Mensch als Teil der Natur. Nur in dieser Kombination entsteht Realität, menscheigene Realität. Der Mensch erschafft mithilfe seiner eigenen Konstruktion die Welt, in der wir uns zurechtzufinden glauben.

Dieses revolutionär neue Paradigma bringt bereits jetzt schon – wenn auch noch unvollständig – völlig neue Aspekte in die Biologie und in die Medizin, also in die Lebensbeziehungen.

Die relativ neu erkannten Prinzipien verdienen es, in der breiten Öffentlichkeit bekannt zu werden, und sie sollten immer wieder ins Bewusstsein geholt werden.

Im heutigen Alltag verschwendet kaum jemand Gedanken auf die Funktion des eigenen Körpersystems. Der Körper hat automatisch seine Arbeit zu verrichten, damit wir unsere meist rein materiellen Gesellschaftsziele erreichen können.

Ein Öfter-darüber-Nachdenken, welche ungeheure Intelligenz in uns für uns arbeitet und wodurch diese Intelligenz bewerkstelligt und gesteuert wird, hätte erfahrungsgemäß gravierende Auswirkungen:

- wir hätten mehr Achtung vor der Natur,
- wir würden sorgsamer mit unserem und anderen Leben umgehen,
- wir könnten eine langsam zum Positiven sich verändernde Politik und Gesellschaft erwarten, die nicht mehr nur materiellen Reichtum als wichtigstes Lebensziel postuliert.

Die Kultur ist das Ergebnis kollektiver geistiger Aktivität einer Gesellschaft.

Das Unternehmen Mensch

Der Aufbau des Unternehmens Mensch und seine Organisation ist schlicht ein Wunder.

Seit ca. 250 000 Jahren sind unser Aufbau und die meisten Funktionen unverändert. Wir leben und arbeiten also mit einem archaischen System. Aber die Wissensansammlung in uns ist immens gestiegen. Es gibt nichts Vergleichbares in der Natur.

Wir bestehen aus bis zu 100 Billionen Zellen, ca. 15 000-mal mehr als Menschen auf der Erde und 1000-mal mehr, als es Sterne in unserer Galaxie Milchstraße gibt.

Die folgenden Angaben zur Leistung des Unternehmens sind als ungefähre Größen zu verstehen:

- Täglich sterben 600 Milliarden Zellen ab, und genauso viele werden täglich aufgebaut. Pro Sekunde sind das mehr als 10 Millionen Zellen.
- Pro Sekunde finden 10^{30} physikalisch-chemische Operationen statt.
- 10^{28} Atome werden im dauernden Wechsel ausgetauscht.
- Alle 5 Tage wird die Magen-Darm-Schleimhaut komplett erneuert.
- Alle 6 Wochen werden Teile der Leber erneuert; andere Teile leben bis zu mehreren Jahren.
- Fettgewebe wird alle 3 Wochen komplett ausgetauscht.
- Jeden Monat haben sich die Zellen der Haut erneuert (die typische Hautzelle lebt nur 2 Wochen).
- Alle 3 Monate erneuert sich das Knochengerüst, alle paar Monate haben wir ein neues Skelettsystem.
- Herz- und Gehirnnervenzellen werden sinnvollerweise nicht erneuert, sie leben so lange wie der gesamte Organismus. Grund (spekulativ): Das Herz fungiert als Sollbruchstelle des Organismus (siehe mein Buch »Risiko Wohlstandsleiden«); das Gehirn sammelt Erfahrungen, die durch einen Austausch der Zellen verloren gehen würden.
- Geruchszellen im Riechepithel der Nasenschleimhaut werden alle 4 Wochen ausgetauscht.
- Rote Blutkörperchen leben 2 bis 3 Monate.
- Pro Stunde werden 200 Millionen Erythrozyten neu gebildet.

- Alle 90 Sekunden werden in Plasmazellen viele Millionen Antikörper aus jeweils ca. 1200 Aminosäuren neu aufgebaut.
- Die Länge der gesamten Blutgefäße im Körper beträgt beim Menschen 100 000 km.
- Alle 24 Stunden wird so viel Masse Zellenergie (ATP) im Körper neu zusammengesetzt wie das eigene Gewicht in kg (etwa 70 bis 90 kg).
- Sauerstoff, Kohlenstoff, Wasserstoff und Stickstoff werden innerhalb weniger Wochen ausgetauscht; schwere Atome wie Eisen, Magnesium, Kupfer verbleiben dagegen deutlich länger unausgetauscht im Körper. (Aluminium, das unsere Küche als Nahrungsverpackung überschwemmt, kommt zwar in den Körper hinein, aber kaum mehr heraus und wirkt schließlich toxisch).
- Jedes Jahr sind 98 Prozent der Atome, aus denen unser Körper besteht, durch neue ersetzt (Radioisotop-Analyse der Oak Ridge Laboratories, Kalifornien).
- Der Fötus im Uterus bildet pro Minute allein 250 000 Nervenzellen.

Nun wird deutlich: Nicht die Substanz des Menschen ist erhaltenswert, sondern das Eigentliche, was den Organismus ausmacht, ist die Matrix für die Eingliederung der Substanz.

Die Frage, die sich zwangsläufig hier stellt:

Wo sitzt die Intelligenz des Systems? Woher weiß die Zelle, wie und warum sie welche Operation durchführt?

Auch Zellen müssen eine Art Bewusstsein haben: Sie erhalten sich, sie reparieren sich, sie vermehren sich, sie vernichten sich; aber jede Operation wird normalerweise so ausgeführt, dass sie ins Ganze passt.

Die folgende Darstellung zeigt ein paar Beispiele dafür auf, wie das System sich in die vorhandene Umwelt eingliedert.

Alle Erneuerungszyklen unterliegen einem zirkadianen Rhythmus. Die höchste Zellaustauschrate findet bei Erwachsenen zwischen 24 und 3 Uhr in den Tiefschlafphasen statt. Dieser Zeitraum zeichnet sich durch drei Merkmale aus:

1. Zellenergie wird durch geringen Muskeltonus gespart.
2. Das Wachstumshormon (Somatotropin) wird fontänenartig ausgeschüttet. Fehlt das Triggerhormon Melatonin, z.B. infolge von Einwirkungen technisch erzeugter elektromagnetischer Felder, dann ist die Erneuerungsrate gehemmt.
3. In der zweiten Nachthälfte wird kontinuierlich mehr des Hormons Cortisol ausgeschüttet, das die notwendige Zellenergie zum Regenerationsprozess liefert. Morgens gegen 6 Uhr ist der Cortisolspiegel auf dem maximalen Stand und liefert die Energie für die erste Aktivitätsphase (archaisch gesehen für die Nahrungsbeschaffung). Gleichzeitig sind Melatonin und das Wachstumshormon nun weitgehend verschwunden. Da Cortisol die Macht hat, zum Energieaufbau auch wertvolles Eiweiß abzubauen, und damit die gerade abgeschlossene Regeneration gefährdet, wird zu dieser frühen Tageszeit als Ausgleich zum fehlenden Wachstumshormon der Organismus mit dem anabol sehr ef-

fektiven Testosteron überschwemmt; beim Mann deutlich mehr als bei der Frau. Dieses Hormon bewirkt zusätzlich Motivation und Aggression für die – archaisch – bevorstehende Jagd.

Der Anstoß zur Zellerneuerung wird durch rhythmische Schwankungen in der Zellumgebung ausgelöst. Diese Schwankungen sind während der Millionen Jahre über die physikalischen Parameter, wie Licht und Dunkelheit, Wärme und Kälte, Magnetfeldoszillationen und vieles mehr, genetisch fixiert worden. Letztlich sind das alles elektromagnetische Parameter. Davon abhängig waren früher auch die Zyklen des Nahrungsangebots und der Nahrungsaufnahme.

Die Sonne als Sender elektromagnetischer Schwingungen, die bis zur Erdoberfläche gelangen, hat zweifellos den größten Einfluss.

Wir sind zur Aufrechterhaltung des Lebens auf die direkte Einstrahlung der Photonen in unseren Körper angewiesen.

Dort, wo die Sonne ausreichend Energie in unserem Körper absetzen kann, wie in der Haut, stellt sich auch der zirkadiane Rhythmus darauf ein. Das Epithelgewebe der Haut erneuert sich statt in der Nacht tagsüber und das am stärksten, wenn die Energieeinstrahlung der Sonne die höchste Leistung hat.

Die Nacht dagegen wird genutzt, um mithilfe der erwähnten Hormone die für die Regeneration notwendigen Enzyme vorzuproduzieren.

Die Nebennierenzellen profitieren indirekt von der lichtabhängigen Tagesaktivität; sie haben dann die höchste Zellteilungs- und Erneuerungsrate, wenn der Organismus die höchste Bewegungsrate aufweist, also tagsüber.

Für das über Millionen Jahre in der Evolution optimierte und höchst intelligente System, das schließlich auch den Menschen hervorbrachte, gibt es ein weiteres Beispiel:

Unser Organismus musste sich mit bereits lange vor seiner Entwicklung vorhandenen Lebewesen wie Bakterien arrangieren.

Ergebnis: In unserem Körper tummeln sich zahlenmäßig fast so viele Bakterien wie die Anzahl unserer körpereigenen Zellen. Viele Bakterien sind zu nutzbringenden Symbionten für uns geworden, die uns mit ATP-Zellenergie und Vitaminen aushelfen und bei der Nahrungsaufschlüsselung und Verwertung helfen.

Darüber hinaus sind Bakterien, nachdem sie von unserem Immunsystem aufgebracht und regelmäßig auf eine Normzahl dezimiert werden, verantwortlich für die Dauer unseres Tiefschlafs. Wenn Bakterien vom Immunsystem niedergekämpft worden sind, werden Stoffe aus den Bakterienresten freigesetzt (Muramyl-Peptide), die als Schlafdroge bei uns wirken.

Auch die Immunaktivität selbst spielt eine entscheidende Rolle bei der Müdigkeit.

Immunzellen schütten nachts während ihrer Hauptsäuberungsaktivität Botenstoffe (Zytokine) aus, deren Information im Bereich des Stammhirns (Medulla oblongata) gelesen werden kann. Daraufhin wird der Körper über ein zwingendes Gefühl der Müdigkeit und Erschöpfung ruhiggestellt, damit Energie gespart wird für den Abwehrkampf und den Wiederaufbau zerstörter Zellen. Außerdem wird der Organismus während dieser Zeit wellenförmig mit dem nützlichen Tumornekrosefaktor überschwemmt.

Mit diesem außerordentlich intelligenten Verfahren gibt es heute hausgemachte Probleme. Das als Epidemie sich verbreitende chronische Erschöpfungssyndrom (international definiert als Chronic Fatigue Syndrome CFS) entsteht in uns nach dem gleichen Mechanismus.

Auslöser sind zwei Ursachen:

a) Die heutige Nahrung enthält nicht mehr ausreichend Enzyme im richtigen Funktionszustand, die nach Erreichen des Blutes eigentlich Proteinreste aus dem Kampf gegen Bakterien und andere eingedrungene Makromoleküle in Aminosäuren zerlegen müssten. Diese Enzyme können nur arbeiten, wenn sie im Reduktions-Oxidations-Status reduziert vorliegen. Gut arbeitende reduzierte Enzyme sind zwar in großen Mengen in frisch geerntetem Gemüse und Obst vorhanden, aber durch lange Lagerung und Transport werden sie leicht oxidiert und fallen dann für die Funktion aus. Nicht zerlegte Proteinplaques im Blut sind Nahrungsinseln für weitere Bakterien und Pilze, die sich explosionsartig vermehren, wenn das Immunsystem depressiert ist. Die oftmals nur zeitweise Immunsuppression ist die zweite Ursache zur Auslösung des CFS.
b) Die zeitweise Immunsuppression tritt heute sehr häufig durch diverse Umweltnoxen auf (Pestizide, Dioxine, Schwermetalle), durch belastete Nahrungsmittel und belastete Atemluft (Stickoxide, Ozon, Schwefeloxide), die Freie Radikale im Körpergewebe stimulieren.

Diese Beispiele zur Leistungsfähigkeit des Unternehmens Mensch sollen zeigen, wie einmalig unser System optimiert wurde und wie schnell wir es durch unsere heutige Zivilisation zerstören können.

Wohin man als Biologe schaut: beinahe jede von der Natur konstruierte Funktion verfolgt parallel mehrere Ziele. Das macht besonders die von uns innerhalb der Universität neu eingerichtete Studienrichtung »Technische Biologie und Bionik« deutlich. Die Erfindungen der Natur werden nach und nach erkannt und können der Wirtschaft als analoge Konstruktionen (keine Blaupausen) übergeben werden. Die hinter den natürlichen Konstruktionen stehende Intelligenz ist hinsichtlich der Vielfalt, praktischen Erprobung und Nutzung offensichtlich weit größer als die des Menschen.

Paradoxerweise meint der Mensch weit über der Natur stehen zu können, indem er sie bekämpft und vernichtet für vermeintlichen eigenen Nutzen – eine verhängnisvolle Hypertrophie.

Man ahnt eher intuitiv, dass entscheidend Wichtiges innerhalb des Lebens der Menschen in den westlichen Industrienationen bisher verborgen geblieben ist, im Gegensatz zu dem Wissen alter Traditionen der östlichen Kulturen. Zumindest erhält man zunehmend Gewissheit, dass die derzeitigen Ziele unserer Gesellschaft dem Leben eher entgegenstehen und sogar schädlich sind.

Eine Verhinderung der Zerstörung lebensnotwendiger natürlicher Verhältnisse sehe ich nur dann, wenn es uns gelingt, hinter die Mechanismen der Steuerung sowohl des permanenten Aufbaus und Abbaus der Natursysteme als auch hinter die Mechanismen der grundlegenden Funktionen zu kommen. Nur wenn ich weiß, wie etwas funktioniert, kann ich regulativ einwirken. Das betrifft alle Komponenten unseres Lebens: Körper, Psyche und Geist.

Der große Triumph der Quantenelektrodynamik QED

Wir haben es in der Biologie nicht mit Maschinen zu tun, sondern größtenteils mit intelligenten, sich selbst organisierenden Wesen.

Kann heute die Naturwissenschaft intelligente Wesen, uns Menschen mit Körper, Psyche und Geist, erklären?

Kann die naturwissenschaftlich orientierte Medizin den Menschen mit Körper, Psyche und Geist vollständig erfassen und adäquat behandeln?

***Einstein:** »Schämen sollten sich die Menschen, die sich gedankenlos der Wunder der Wissenschaft und Technik bedienen und nicht mehr davon geistig erfasst haben als die Kuh von der Botanik der Pflanzen, die sie mit Wohlbehagen frisst.« (Zitatesammlung, S. 258)*

Alles, was unseren Körper ausmacht, Materie, Form, Medium, Felder, lässt sich auf Energie reduzieren. Die Komponenten, die die Energie präsentieren, sind aber nicht erklärbar.

Es gibt heute keine eindeutige Antwort auf folgende Fragen:
Was ist Masse?
Was ist Materie?

Was ist Ladung?
Was ist ein Elektron?
Was sind Elementarteilchen?
Was ist ein Spin?

Dennoch besteht unser Körper in seinen zugrunde liegenden Komponenten genau aus dieser Kombination.

Man weiß auch nicht, was Raum und Zeit wirklich sind. Diese Größen sind für uns Erfahrungen und Empfindungen, die interpretiert werden.

Das quantenmechanische Modell eines Moleküls hat nichts mit Kugeln zu tun, die in bestimmten Winkeln zueinander auf Stäbe gespießt sind, sondern hier werden Einheiten betrachtet, deren Elektronen räumlich ein mehr oder weniger stark wirksames Energiefeld abstrahlen.

Alle Materie wird durch Photonen-/Quanteneffekte aufgebaut – auch unser Körper. Photonen heißen die Energieeinheiten, wenn sie dem für uns sichtbaren Licht entsprechen, und Quanten nennt man sie, wenn sie mit ihrer Energie außerhalb dieses schmalen Spektrums liegen.

Alle Funktionen unseres Organismus sind deshalb grundsätzlich quantenphysikalischer Natur. Auf der Basis der Quantenphysik entsteht die Molekularphysik, daraus die Anatomie/Morphologie, und darauf wiederum bauen schließlich die Physiologie und Psychologie auf.

Wir haben nur Chancen, Körper, Psyche und Geist verstehen zu lernen, wenn wir den Mechanismus des Zusammenspiels von Atomkern, Elektron und den dahinterstehenden Energien und Kräften sowohl in unserem Menschensystem als auch in unserer Umgebung entdecken. Das aber heißt, wir müssen uns mit dem Fachgebiet Quantenelektrodynamik (QED) auseinandersetzen und seine Wechselwirkung mit dem Organismus, mit der Welt und mit dem Kosmos verstehen lernen.

Die QED ist die exakteste und erfolgreichste wissenschaftliche Theorie, die jemals erdacht wurde. Sie kann in der heutigen Fassung, außer der Gravitation und der Atomkernkräfte, alles in der Physik und Chemie erklären, kein Experiment zur Bestätigung schlug fehl.

Für diese Theorie bekamen 1965 drei Wissenschaftler den Nobelpreis (*Feynman, Schwinger* und *Tomonaga*).

Das Besondere der QED-Theorie ist die Berücksichtigung der Speziellen Relativitätstheorie.

Das ganze Universum, die ganze Erdenwelt, die gesamte Natur und unser ganzes Leben beruhen unter anderem auf der unentwegt ablaufenden Wiederholung von nur drei elementaren Vorgängen:

- der elektromagnetischen Welle, die die Bewegung des Elektrons kennzeichnet,
- der elektromagnetischen Welle, die die Bewegung des Photons kennzeichnet, und
- der Wechselwirkung dieser beiden Wellen (*Feynman*).

Genau diese Vorgänge werden von QED beschrieben.

Prinzipiell haben alle Körper eine Quantenenergie und entsprechend eine De-Broglie-Quantenwellenlänge, natürlich auch der Mensch. Zum Beispiel ein Mensch mit 66,3 kg Masse, der mit der Geschwindigkeit von 1m/sec herumspaziert, besitzt eine Wellenlänge von 10^{-35} Metern.

Diese Metergröße ist speziell deshalb interessant, weil sie exakt der Planck-Länge entspricht. Bei dieser Distanz von 10^{-35} Metern verlieren unsere Konzepte von Zeit und Raum ihren Sinn. Ob das für uns im Zusammenhang mit der De-Broglie-Welle des Menschen eine Rolle spielt, ist unbekannt.

Alle sich ungleichförmig bewegenden Elektronen und alle elektrisch nicht neutralen, also alle geladenen Teilstrukturen oder Körper, sind Sender elektromagnetischer Felder mit Kraftwirkung; als Wechselfelder meistens mit einer Hauptfrequenz (H-Cl schwingt z.B. $89{,}6 \times 10^{24}$/sec) und diversen Nebenfrequenzen, die sich mit den Milieubedingungen ändern, z.B. als Molekülspezifität bei der Enzymaktivität.

Völliges Stillstehen gibt es nicht. Das bedeutet: Alle Moleküle und Körper haben eine Quantenenergie.

Aus den sehr zahlreichen Möglichkeiten der Bewegungen werden ganz spezielle zur Verwendung herausgesiebt. Alle verwirklichten Bewegungen der elementaren Strukturen sind gequantelt, wie Umdrehungszahl, Schwingungsweite, Bahnradius, Neigung der Bahn im Raum, selbst die Ellipse einer Bahn mit großer und kleiner Achse. Zu jedem Bewegungszustand als Kombination aller verbliebenen Möglichkeiten gehört eine ganz bestimmte Energie. Dementsprechend strahlt jede Atom- und jede Molekülkombination, auch aufgrund ihrer jeweilig manifesten Umgebungseinflüsse, nur eine ganz bestimmte für sie charakteristische Quantenenergie aus, einen »Fingerprint«.

Wie Realität entsteht

Hier soll vorerst ein kurzer Überblick zum besseren Verständnis der späteren Darstellungen gegeben werden.

Alle Bioregulatoren wie Hormone, Antigene, Substrate der Enzyme haben elektrische Eigenladungen, die meistens unsymmetrisch über das Molekül verteilt sind (Dipol). Gleichzeitig haben alle diese Moleküle eine mechanische Eigenschwingung. Beides zusammen genommen (Dipolmoment und z. B. Vibration) fungiert als Sender von elektromagnetischen Wellen. Ihre Partner, wie Rezeptoren, Antikörper, Enzyme, fungieren als spezifische Empfänger dieser Wellen.

Der spezifische Empfang der gesendeten Welle, d.h. der Empfang von Information als kodierte Energie, geschieht dabei über Resonanz, also über eine Feld-Kraft-Übertragung und -wirkung. So entsteht Realität. Quantenphysiker sprechen in diesem Fall lieber von Verfestigung.

Was ist Resonanz?

Erinnern wir uns: Wenn ein Flugzeug in nicht allzu großer Höhe über unser Haus fliegt, dann fangen die Fensterscheiben an zu klirren. Die Schallfrequenzen, ausgehend vom Flugzeugantrieb, bringen die Eigenschwingungen der Fensterscheiben auf eine hohe Schwingungsamplitude. Nun hören wir zwei Schallquellen: das Flugzeug und die Scheibe. Die Scheibe hatte schon vorher Schwingungen, aber in so geringer Amplitude und mit möglicherweise so tiefen Frequenzen, dass wir nichts hören konnten. Mit der resonanten Schallanregung ist die Scheibe nun zum relativ starken Sender geworden mit aufgesetzter hörbarer Frequenz. Auch das Sprechen, das »Klingen« unserer Worte, beruht auf Schallresonanz. Da jeder von uns ein individuelles anatomisches Resonanzfeinsystem aufbaut, klingt bei jedem die Sprache etwas anders. Was als Resonanzprinzip mit Schallwellen abläuft, funktioniert auch mit elektromagnetischen Schwingungen.

Kehren wir zurück zu unserem Fachgebiet Quantenmechanik:
Gute Resonanzmöglichkeit, d.h. gute Möglichkeiten der Kraftübertragung, entsteht:

- wenn viel Materie mit korrespondierenden Frequenzen vorhanden ist (also beispielsweise große Mengen von Enzymen und Substrat, Hormonen und Rezeptoren, Antigenen, Antikörpern);
- wenn viele Photonen mit einer speziellen Quantenenergie lokal vorhanden sind, das entspricht der Leistung einer Strahlung, und die wiederum entspricht der Amplitude der elektromagnetischen Schwingung; optimal ist Kohärenz, was bedeutet, dass sich alle Photonen in Raum und Zeit exakt gleich benehmen, wie Soldaten beim Parademarsch.

Bereits jetzt können wir ein wichtiges Ergebnis der Quantenphysik präsentieren:
Je höher die Dichte von Resonanzmöglichkeiten, d.h. je höher die Dichte resonanter Molekülstrukturen, und je größer die Gleichartigkeit der Photonen, die Kohärenz, desto eher entsteht durch Kraftübertragung Realität.

Das wollen wir uns genauer ansehen (vgl. Abb. 16, S.185).

- Alles entsteht – nach neuesten Hypothesen – aus dem skalaren Subquantenfeld, einem reinen Potenzialnetz, heraus. In diesem Skalarfeld stecken sehr hohe Energiebeträge (=»Vakuum-Potenzial«). Das Skalarfeld beinhaltet zwei Besonderheiten: Es verknüpft uns mit dem gesamten Kosmos, es sendet und registriert sämtliche elektromagnetische Tätigkeit.
- Elektromagnetische Wellen sind potenzielle Kraftfelder (»Strahler«). Sie entstehen primär aus einer Wirbelbildung (Vortex/Spin) im Skalarfeld. Diese elektromagnetischen Wellen mit unendlicher Reichweite sind zuerst Wahrscheinlichkeitswellen (sie haben einen Imaginärteil), sind also noch keine Realität. Keine dieser Wahrscheinlichkeitswellen überlagert eine andere, sondern jede Welle führt ihr Wahrscheinlichkeits-Eigenleben. Dagegen überlagern sich die potenziellen Kraftfelder aller Wellen zu Interferenzfeldern mit neuer elektromagnetischer Individualität.
- Alle elektromagnetischen Wellen mit ihrer Energie und potenziellen Kraftwirkung sind letztlich mögliche Informationsträger für die bereits existierende Materie. Informationsaufnahme entsteht, wenn die Bauteile der Materie abgestimmte »Antennen«, d.h. resonanzfähige Strukturen besitzen. In dem Augenblick, in dem die elektromagnetische Wahrscheinlichkeitswelle auf Resonanzstrukturen trifft, passiert etwas Entscheidendes: Auf Kosten der Welle werden jetzt Photonen/Quanten gebildet; sie sind die Überträger der Kraft, die bisher potenziell in der elektromagnetischen Welle steckte. Sobald die Photonen/Quanten übertragen werden, kollabiert die Welle; sie kollabiert im ganzen Raum, evtl.

im ganzen Kosmos, falls sie sich so weit ausbreiten konnte. Wenn sich Wellen über weite Entfernungen ausbreiten und die Welle im Augenblick unserer Beobachtung (Messung) kollabiert, dann wird das Ergebnis unserer Messung nicht mehr rein lokal transportiert.

Ein beliebtes Argument dafür, dass die Fernübertragung mithilfe elektromagnetischer Wellen nicht funktionieren kann, ist die Tatsache einer starken Amplitudenreduzierung mit der Entfernung.

Bei diesem Problem wird oft der Energiebegriff nicht exakt verwendet. Mit der Entfernung von der Sendequelle nimmt die Leistung der Welle ab. Die Leistung entspricht der Amplitude, was als Maß der Anzahl der Photonen entspricht, die sich bilden, sobald sich etwas Resonantes der Welle entgegenstellt.

Was keinesfalls mit der Entfernung abnimmt, ist die potenzielle Energie, die die Welle mit sich führt.

Wenn die Welle so weit von der Quelle entfernt ist, dass ihre Amplitude nur noch ein Photon enthält, dann kann sie trotzdem noch eine Reaktion auslösen, eine sehr schwache Kraft übertragen.

Die Resonanzstruktur wird nach energetischer Anregung selbst zum Sender einer Wahrscheinlichkeitswelle, die – konform mit den anerkannten physikalischen Gleichungen *(Maxwell, Schrödinger)* – sowohl in die Vergangenheit als auch in die Zukunft laufen. Selbst wenn wir bereits Kenner dieser Theorie sind, beachten wir (und viele Physiker) geläufigerweise nur die Hälfte aller Geschehnisse. Sehen wir uns deshalb den Vorgang detaillierter an:

Quantensystem-Schachtelung als Verfestigung

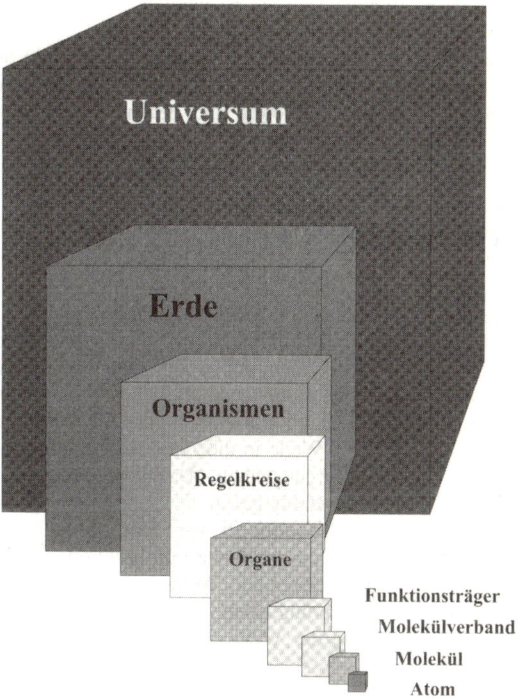

<u>**In jedem Würfel steckt:**</u>
- **Wellenfunktion**
- **Resonanzmöglichkeit**
- **Verstärkersystem**
- **Sinngebungssystem**
- **Generator neuer Wellenfunktionen**

Abb. 2

Als Beispiel nehmen wir zwei Elektronen I und II, die miteinander kommunizieren können.

- Zuerst werden Wellen von Elektron I emittiert und von einem zweiten Elektron (Elektron II) aufgenommen. Dabei übersehen wir, dass die Welle und das Photon nicht nur in die Zukunft reisen, sondern mit einer genauso großen Selbstverständlichkeit auch in die Vergangenheit. Wenn Elektron II durch das empfangene Photon angeregt ist, dann wird es sowohl eine Welle in die zeitliche Zukunft schicken als auch in die zeitliche Vergangenheit. Da diese Welle nun wieder das Elektron I trifft und dafür genauso lange unterwegs ist wie auf der Hinstrecke, aber rückwärts in der Zeit, wird das oben beschriebene Absenden der Welle von Elektron I zeitgleich mit dem Empfang der rückkehrenden Welle vom angeregten Elektron II stattfinden. Am ursprünglichen Sender entstehen also zeitgleich die Zustände Absenden der Welle und Empfangen der Welle (quasi als Echo von der Zielstruktur).

So jedenfalls ergeben sich die Raumzeit-Verhältnisse für einen außenstehenden Beobachter. Für die betroffenen Photonen ist bei der ganzen Reise, und geht sie auch über Millionen Lichtjahre, überhaupt keine Zeit vergangen.
Ein Beispiel: Wir »sehen« das Licht, also die Photonen eines weit entfernten Sterns.

Aus Wahrscheinlichkeit ist Realität geworden; die elektromagnetischen Wellen, ausgehend vom Stern, wurden durch den Raum getragen, bis eine Welle unsere Retina erreicht und sich mit Teilen der Retina in Resonanz

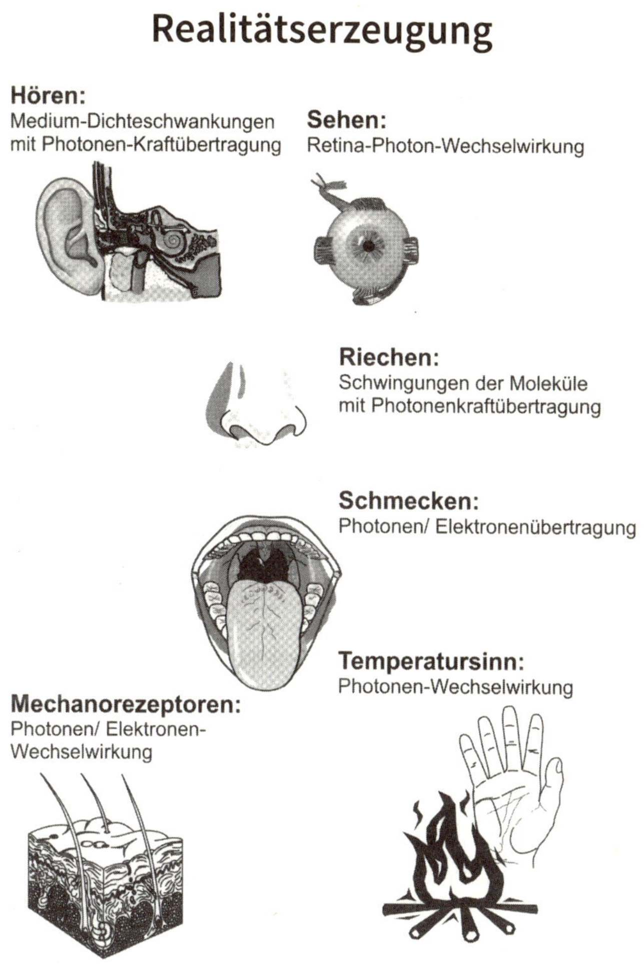
Realitätserzeugung
Hören:
Medium-Dichteschwankungen
mit Photonen-Kraftübertragung
Sehen:
Retina-Photon-Wechselwirkung
Riechen:
Schwingungen der Moleküle
mit Photonenkraftübertragung
Schmecken:
Photonen/ Elektronenübertragung
Temperatursinn:
Photonen-Wechselwirkung
Mechanorezeptoren:
Photonen/ Elektronen-
Wechselwirkung

Abb. 3

befindet. Die Welle kollabiert und wandelt sich in Photonen um, die Kraft wird auf Teile der Retina übertragen – wir sehen. Der Stern wird subjektive Realität.

Die Stufen der Realitätserzeugung (Determinierung, Verfestigung) sind also:

1. Ursprungssender einer Wahrscheinlichkeitswelle (vermutlich nicht identisch mit elektromagnetischer Welle; die Wahrscheinlichkeitswelle wird aber allgemein als elektromagnetische Welle angesehen);
2. Ausbreitung dieser Welle in die Zukunft und in die Vergangenheit;
3. Resonanzmöglichkeit und Resonanz;
4. Neusendung einer »Echowelle« am Resonanzgebilde in die Zukunft und in die Vergangenheit;
5. Bei Erreichen des Ursprungssenders Kollabieren der Welle bzw. Auslöschung bis auf Verbindung zum Resonanzkörper;
6. Photonen-/Quantenbildung;
7. Kraft- und Energieübertragung;
8. Realitätserzeugung.

Auf gleiche Weise funktioniert auch:

- das Hören (Medium-Dichteschwankungen mit Photonen[kraft]übertragung,
- das Riechen (Schwingungen der Moleküle mit Photonen[kraft]übertragung,
- das Schmecken (Photonen/Elektronenübertragung),
- der Temperatursinn (Photonen-Wechselwirkung),
- die Mechanorezeptoren (Photonen/Elektronen-Wechselwirkung).

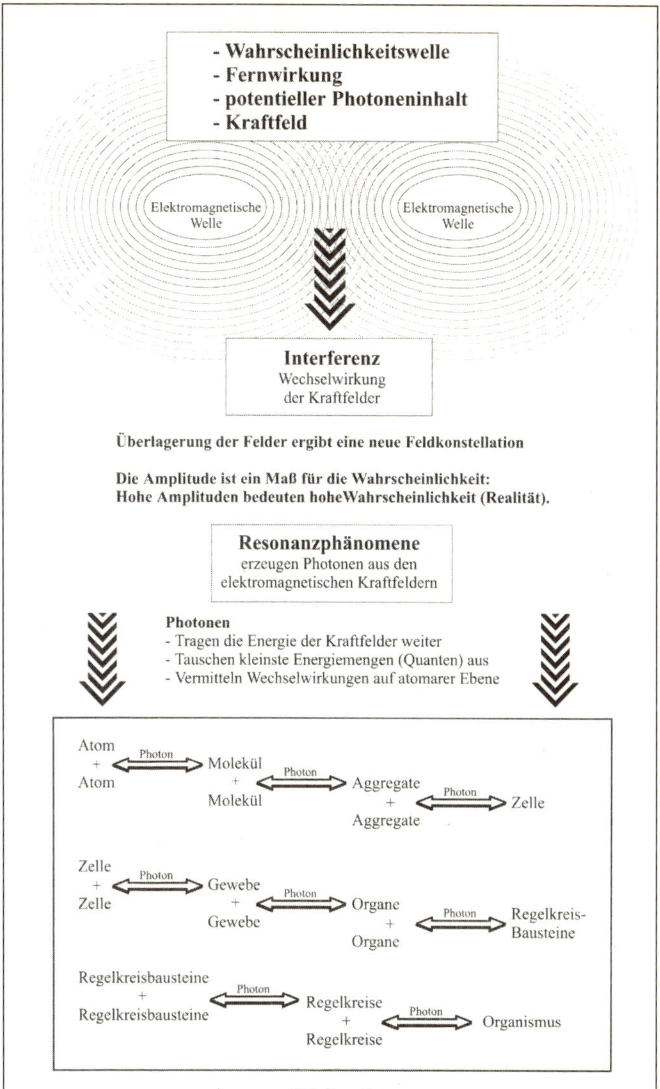
- Wahrscheinlichkeitswelle
- Fernwirkung
- potentieller Photoneninhalt
- Kraftfeld
Elektromagnetische Welle
Elektromagnetische Welle
Interferenz
Wechselwirkung der Kraftfelder
Überlagerung der Felder ergibt eine neue Feldkonstellation
Die Amplitude ist ein Maß für die Wahrscheinlichkeit:
Hohe Amplituden bedeuten hoheWahrscheinlichkeit (Realität).
Resonanzphänomene
erzeugen Photonen aus den elektromagnetischen Kraftfeldern
Photonen
- Tragen die Energie der Kraftfelder weiter
- Tauschen kleinste Energiemengen (Quanten) aus
- Vermitteln Wechselwirkungen auf atomarer Ebene
Atom + Atom
Photon
Molekül + Molekül
Photon
Aggregate + Aggregate
Photon
Zelle
Zelle + Zelle
Photon
Gewebe + Gewebe
Photon
Organe + Organe
Photon
Regelkreis-Bausteine
Regelkreisbausteine + Regelkreisbausteine
Photon
Regelkreise + Regelkreise
Photon
Organismus

Abb. 4

Chew (Leiter Institut Physik, Berkeley-Laboratorien, Universität Kalifornien): *»Beobachtungen sind keine neutralen Feststellungen eines gegebenen Verhältnisses, sondern aktiv wirksam in der Formung der Wirklichkeit, die beobachtet wird«*. (Chew, 1966)

Die Existenz

Quantenobjekte existieren so lange als reine unmessbare Wahrscheinlichkeitswellen, bis ein von außen hinzutretendes Ereignis (entsprechend der Kopenhagener Deutung heißt das: Beobachtung, Messung, Resonanz, Reflexion, Verfestigung) den Zusammenbruch (Kollabierung) der Wahrscheinlichkeitswellen auslöst.

Ein Elektron hat noch niemals ein Mensch zu Gesicht bekommen, es ist ohne »Messung« eigentlich nicht existent. Diese von Menschen aufgrund von Erfahrungen postulierte Entität ist eine im Original niemals beobachtbare Welle, die völlig unbekannte Wege bei der Ausbreitung nimmt. Erst wenn sich dieser Welle ein Widerstand entgegenstellt, was bei jedem Kontakt mit einer anderen Entität der Fall ist, eben auch bei der Messung, wird, so denkt man sich und so rechnet man auch, ein Elektron aus der Welle.

Fast analog, aber doch mit völlig anderen Größen und Folgen für uns, verhält es sich mit der bis heute vollständig rätselhaften Gravitation. Sie ist ebenfalls so lange nicht existent, bis sich ein Widerstand diesem eigenartigen Phänomen entgegenstellt. In unserem heute noch gängigen Verständnis sind das Atomkerne und andere Energiewirbel. Wir kommen darauf später noch zurück.

Auch eine kleine Wasserwelle läuft so lange geräuschlos durch das Meer, bis sich am Ufer ein Widerstand entgegenstellt, etwa ein Felsen, dann wird sie geräuschvoll und löst sich auf in Wassertropfen – es rauscht und klatscht.

Wir wissen jetzt: Eine »unbeobachtete« Quantenentität existiert niemals als Teilchen, sondern höchstens als Wahrscheinlichkeitswelle.

Die Wahrscheinlichkeit beschreibt nicht das System, sondern sie ist Eigenschaft des Systems.

Andererseits wird ein Atom, solange es beobachtet wird, seinen Quantenzustand niemals ändern (*Zenon-Paradoxon*, nach dem Philosophen Zenon von Elea, 5. Jahrhundert v. Chr.).

Auch wenn das Atom angeregt wurde, kann es nur dann in einen stabilen niederenergetischen Zustand zurückkippen, wenn »keiner hinsieht«. Das ist absolut phantastisch, aber es gibt keinen Zweifel:

Versuche der Achtziger- und Neunzigerjahre haben sowohl das unglaubliche Phänomen einer Nichtlokalität von Quantenwirkungen (es wird später beschrieben), als auch die Kollabierung der Wahrscheinlichkeitswelle und Unveränderlichkeit eines Quantenzustandes bei Beobachtung immer wieder bewiesen.

Es gibt keinen Zweifel, dass diese Phänomene auch in unserem Körper stattfinden, denn wir sind, wie alle Materie und Funktionen, Quantensysteme.

Woraus bestehen wir irdischen Lebewesen?

Herkunft unserer Bausteine

Wir bestehen aus einer nicht darstellbar großen Anzahl von Elektronen. Die Elektronen in uns sind an allem beteiligt. Es gibt keinen Aufbau in unserem Körper, keine Funktion, die ohne Elektron stattfindet. Ohne jeden Zweifel, die Elektronen haben das Sagen. Sie sind es, die dem Atomkern die Möglichkeit geben, sich mit anderen Atomkernen zusammenzutun; sie sind es, die Kräfte entwickeln, um das aufzubauen, was wir mit Materie bezeichnen; sie sind es, die der Umgebung Nachrichten zukommen lassen, um Funktionen zu koordinieren.

Die Vielfalt der Verbindungen kommt allein dadurch zustande, weil die Elektronenanzahl in den Atomen verschieden ist und weil die Ausrichtung des Spins der Elektronen unterschiedlich ist.

Woher kommen die Elektronen und die Atome, die uns aufbauen?

Alle Elektronen, die heute existieren und die uns aufbauen und funktionieren lassen, sind in Bruchteilen einer Sekunde (ca. zwischen der Zeit 0 bis zur Zeit 0,1 sec) nach dem Urknall bei der Neugeburt des Kosmos entstanden. Kein Elektron ist bis heute prinzipiell dazugekommen oder verloren gegangen. Obwohl sich Elektronen gerne für eine gewisse kurze Zeit in andere Quantenteilchen verwandeln, behalten sie doch ihre Identität. Sie sind absolut unsterblich.

Allerdings wandern die Elektronen. Zuerst waren sie mehrheitlich in Wasser und Steinen, dann zunehmend in organischer Materie: in Pflanzen, Bäumen und Tieren, und in letzter Zeit sind sie mehr und mehr im Menschen. Die Investition der Elektronen in den Menschen geht natürlich auf Kosten der angestammten früheren Plätze in der Natur.

In jeder Sekunde sterben drei Menschen, aber in dieser Zeit werden doppelt so viele geboren.

Deshalb wächst die Weltbevölkerung jedes Jahr um 100 000 000 Menschen. Die Verdoppelung der gesamten Menschheit geschieht innerhalb eines Zeitraums von weniger als 50 Jahren.

Die »lebendige Biomasse«, die der Mensch zusammenbringt, beträgt $0{,}25 \times 10^{12}$ kg. Das sind nur 0,44 Prozent der Biomasse der Tiere und nur 0,014 Prozent der gesamten Biomasse. Die gesamte Biomasse entspricht ca. 10^{28} Zellen. Die gesamte Menschheit entspricht 6×10^{23} Zellen. Setzen wir die beiden Zahlen ins Verhältnis, dann bleibt für den Menschen auf dieser Erde eine Größenordnung von 60 ppM (parts per Million).

Daraus sieht man: Die Sache mit der Überbevölkerung ist zwar bisher nicht sonderlich dramatisch, denn der Mensch ist trotz seiner immensen Vermehrung auf dieser Erde bisher nur ein Spurenelement, verglichen mit der übrigen organischen Masse, aber es zeichnet sich ab, dass die Elektronen des Menschen mithilfe der entwickelten Intelligenz zunehmend die Allherrschaft beanspruchen, wobei Gut und Böse für Elektronen natürlich keine Rolle spielt – offensichtlich ist jede Erfahrung prinzipiell irgendwie nützlich.

Alle Protonen und Neutronen sind 1 msec nach dem Urknall aus einer Quarkbrühe heraus als Erstarrung gebildet worden. Diese Kernteilchen sind die Bausteine heutiger Materie. Auch sie leben quasi unendlich lange.

Die Quarks und die Leptonen sind wiederum Bausteine der Kerne aller Materie. Sie sind bereits 1 psec (Picosekunde 10^{-12} sec) nach dem Urknall entstanden. Wir brauchen uns um Quarks nicht zu kümmern, sie werden nur durch gewaltsame Einflussnahme freigesetzt, aber normalerweise nicht in uns.

Ca. 2080 Sekunden nach der Zeit null entstanden die Wasserstoffatome, die zwar ca. 93 Prozent aller Atome des Universums darstellen, in uns aber nur die Hälfte aller Atome ausmachen. Auch Wasserstoffatome sind nahezu unsterblich: Sie existieren nach heutiger Erkenntnis ca. 10^{31} Jahre, eine Zahl, die unvorstellbar groß ist; zum Vergleich: unser Weltall ist ca. 10^{18} Sekunden alt.

Die nächsthäufigen Elemente im Universum und im Organismus sind Sauerstoff (zu 99,76 Prozent mit 8 Protonen und 8 Neutronen) und Kohlenstoff. Auch Kohlenstoff hat eine unendlich lange Lebensdauer. In der Häufigkeitsskala folgt mit Abstand Stickstoff. Außer Phosphor und Schwefel, die in Größenordnungen von 300 Atomen pro 1 Million vorliegen, sind alle anderen Elemente nur noch in Spuren verteilt.

Wir bestehen also aus Elementen des Urknalls, und sicher haben unsere Bausteine bereits mehrere Supernovae mitgemacht und waren Bausteine vieler Menschen vor uns oder Bausteine von Pflanzen, Tieren, Steinen.

Wären Elektronen und Atomkerne fähig zur umfassenden Informationsspeicherung, dann würden sie die gesamte Evolution des Universums kennen.

Die Bausteine in uns bauen uns nicht nur auf, sondern sie sind auch beteiligt an der Aufgabe, uns funktionieren zu lassen.

Was wir mit Biochemie bezeichnen, ist nichts anderes als wiederum Übertragung unterschiedlicher Kräfte mithilfe elektromagnetischer Schwingungen verschiedener Frequenzen (also verschiedener Quantenenergien), ausgehend von Elektronenansammlungen.

Bindungen zwischen 2 Teilchen besitzen, entsprechend ihrer Energie, eine sehr verschiedene Lebensdauer; Bindungsenergien von:
0,9 eV: mittlere Lebensdauer 0,1 sec
1,5 eV : mittlere Lebensdauer 1,3 Jahre
1,8 eV (Bindungen der DNA): mittlere Lebensdauer 30 000 Jahre

Wenn wir etwas fühlen, indem wir die Fingerkuppen auf den Tisch klopfen, dann empfinden wir zweifellos die Wechselwirkungen zwischen den Elektronenwolken unserer Fingerkuppen und den Elektronenwolken des Tisches. Die Elektronenwolken kommunizieren mithilfe von Photonen.

Wir fühlen also die elektromagnetischen Kraft-Wechselwirkungen der Photonen. Wir spüren den Widerstand der elektromagnetischen Bindungskräfte zwischen den Atomen und den Molekülen. Der Tisch ist fest – d.h. die Bindungen sind stärker als der Druck aufgrund meiner Molekülbindungen in meinem Finger.

Wir spüren außerdem die Wärme z.B. der Haut. Wieder sind es elektromagnetische Schwingungen, die mich das spüren lassen, was wir mit dem Begriff Wärme bezeichnen. Diesmal haben die Quanten nur eine andere Energiegröße, d.h. wir spüren die veränderte Frequenz der angeregten Atome und Moleküle.

Wollten wir die Wechselwirkung nur zweier Teilchen beschreiben, dann müssten wir bereits eine sechsdimensionale Welle berücksichtigen; drei Teilchen benötigen eine neundimensionale Welle. Das zeigt, wie außerordentlich komplex es in uns arbeitet. Dabei wird die Funktion von Wellen getragen, die sich niemals überlagern, sondern jede für sich ungestört ihren Weg nehmen. Was sich allerdings überlagert, sind die Feldstärken jeder Welle.

Lebensphänomene voller Rätsel

Geburt, Stoffwechsel, Bewegung, Wachstum, Vermehrung, Tod – das sind Hauptmerkmale des Lebens, aber keinesfalls sind diese Vorgänge die Definition des Lebens.

Wie das Leben lebt, ist nach wie vor ein Rätsel.

Wir nehmen die täglichen Phänomene des Lebens als selbstverständlich hin und hinterfragen deshalb nicht, wie alles funktioniert. Würden wir fragen, dann würden wir auf viele Geheimnisse stoßen. Interessanterweise gelangen wir bei der Lösung der Rätsel immer wieder zur Basis allen Geschehens – zur Quantenelektrodynamik.

Versuchen wir einmal, diese Selbstverständlichkeiten zu beschreiben.

Grundlegende Lebensbedürfnisse sind z.B. das Atmen und die Nahrungsaufnahme.

Das Atmen

Mit jedem Atemzug gelangt unmittelbar die Atmosphäre unserer nächsten Umgebung in unseren Körper. Wir haben gelernt, dass wir atmen müssen, um den Sauerstoff dieser Atmosphäre zu entziehen. Das ist zwar richtig, aber bei Weitem nicht die einzige Funktion. Die Luft um uns herum besteht nur zu etwa 20 Prozent aus Sauerstoff. Außer anderen Gasen enthält die Luft aber auch Duftstoffe und menschliche Pheromone, die für die Kommunikation eine wichtige Rolle spielen, nachdem sie eingeatmet wurden.

Die Atmosphäre, die wir aktiv in uns hineinziehen, besitzt vor allem ein enormes Energiereservoir. Jeder Kubikzentimeter enthält mehr Elektronen, als Sterne in unserer Galaxie vorhanden sind. Und jedes Elektron besitzt Eigenenergie, die sich bei freien Elektronen hauptsächlich als Geschwindigkeit manifestiert. Diese Energie gelangt in die Alveolen der Lunge und wird dort an das Blut weitergegeben. Das Blut verteilt diese Energie im ganzen Körper.

Wir atmen pro Tag ca. 10 m^3 oder 13 kg Luft ein.

Luft, die elektronenarm eingeatmet wird, gibt es nur in Räumen mit künstlicher Belüftung und elektrostatischen Filtern zum Schutz vor Bakterien und Viren, also in künstlich klimatisierten Hochhäusern, in denen nicht einmal mehr die Fenster zu öffnen sind. Dennoch, oder sollte man sagen dementsprechend häufig, sind in diesen Räumen Personen zu finden, die ungesund ihr Leben verbringen. Dieses Syndrom hat einen Namen: Sick Building Syndrome.

Die Nahrungsaufnahme

Bei der Nahrungsaufnahme dreht sich ebenfalls alles um die Elektronen. Sie sind es, die Moleküle, z.B. Aminosäuren, als Bausteine unseres Körpers zusammenhalten, und sie sind es, die uns Energie zuführen.

Wir atmen den Sauerstoff, um einen Landeplatz für die Elektronen unserer Nahrung aufzubauen. Das passiert in den Zellenergie-Produktionszentralen, den Mitochondrien. Die Elektronen in der Nahrung sind es, die uns die lebensnotwendige Zellenergie ATP (Adenosintriphosphat) aufbauen. Der Sauerstoff zieht in den Kraftwerken unserer Zellen, in den Mitochondrien, die Elektronen geradezu über einen Leitstrahl an sich. Dafür werden die Elektronen zuerst in vielen einzelnen Stoffwechselprozessen aus den Nahrungsmolekülen herausgeschält, dann isoliert in sogenannten Reduktions-Oxidationsprozessen (Redoxsystem als Enzymanordnungen), die Falltreppen vergleichbar sind, energetisch ausgebeutet und schließlich mit Sauerstoff vereint. Im Grunde wird bei diesem Verfahren die Vibrationsfrequenz der Elektronen stufenförmig abgebremst, das heißt, die Frequenz der Elektronenschwingung wird stufenweise erniedrigt und damit das Energieniveau. Die Abbremsung der Schwingungsfrequenz geschieht durch Enzyme. Die dabei abgegebene Quantenenergie wird in Wasserstoffpumpen investiert, die Wasserstoffionen durch Membranen hindurchpumpen gegen einen Diffusions- und elektrogenen Gradienten. Beim Zurückfließen dieser Wasserstoffionen wird wiederum Energie freigesetzt, die schließlich Enzyme dazu stimuliert, ATP aufzubauen.

Die Elektronen in unserer Nahrung sind ehemals mithilfe der Sonnenenergie in den Pflanzen gebunden worden. Entweder wir essen dann diese Pflanzen direkt mit ihren Elektronen, oder wir essen die Tiere, die diese Pflanzen vorher gefressen haben und die bislang die ursprünglich in der Pflanze gespeicherten Elektronen nun sowohl zur eigenen Energieversorgung und zum eigenen Molekülaufbau verwenden. Die einfachste Möglichkeit ist, die elektronenreichen Molekülbausteine der Pflanze direkt zu nutzen. Eine weitere Möglichkeit: Wir essen Tiere, die vorher andere Tiere gefressen haben und sich dabei den Elektronenreichtum in der organischen Materie gesichert haben. Immer ist der Ursprung der Elektronenspeicherung allerdings die Sonnenkraft bei der Pflanze, die Kohlenhydrate und andere für uns und die Tiere zum Leben wichtige Elektronenspeicher aufbaut. Pflanzliche Nahrung, die durch unreife Ernte, durch lange Lagerung oder durch langen Transport bereits oxidiert ist, also nicht mehr genügend reduzierende Elektronen besitzt, ist weniger wert für uns. Leider ist das heute weitverbreitet der Fall.

Neben den Elektronen, die aus unserer Nahrung freigesetzt werden und dann der Produktion von Speicherenergie ATP dienen, verwenden wir zur Energieversorgung ein weiteres Prinzip. Jede Nahrung, die wir zu uns nehmen, ist ein eigener Organismus oder Teile davon. Zum Aufbau des Organismus ist viel Energie investiert worden, die sich vor allem in den Molekülbindungen befindet. Diese Bindungen werden durch den Verdauungs- und Resorptionsvorgang wieder gelöst. Dabei wird die Energie frei, die vorher zum Aufbau der Bindung hineingesteckt wurde. Diese Energie verteilt sich als Schwingung in unserem Organismus und ist bei resonanter Absorption wieder nutzbar – ein Prinzip, das uns bei der Herstellung und dem Nutzen von homöopathischen Mitteln wieder begegnen wird.

Tod

Wenn der Rhythmusgeber für die Atmung ausfällt, vielleicht durch einen Kreislaufzusammenbruch, dann fehlt in der Zelle der Landeplatz für die Elektronen aus der Nahrung – es fehlt der Sauerstoff. Gleichzeitig fehlen die Elektronen im Atemvolumen. Ohne Sauerstoff kann spätestens nach Aufbrauchen der anaeroben Kapazitäten keine typische ATP-Zellenergie mehr aufgebaut werden. Zumal nun auch das Substrat der Nahrung zum Energieaufbau ausfällt. Wenn es kein ATP mehr gibt, können die wichtigsten Lebensorganisatoren, die Enzyme, nicht mehr funktionstüchtig gemacht werden (fehlende Phosphorylierung). Nun zerfallen die Protein-Resonanz-Gebilde, d.h. die Materie zerfällt. Auch die subtile Energieverteilung mithilfe des Blutes als Wärme- und Mikrowellenstrahlungsspeicher (dies wird später noch erklärt) fällt aus. Dysregulation von Nerven, Muskeln, Hormonen u.a. bedingt den Zusammenbruch der Funktionen. Wenn sich der Materieverfall kontinuierlich fortsetzt, werden laufend »unsterbliche« Elektronen frei, ebenso Protonen. Der Körper kehrt in Gestalt von Schwingungen und Elementarteilchen in den Kreislauf der Natur und des Universums zurück. Freie Elektronen sind pure vibrierende Energie und damit elektromagnetische Schwingungen, die»totensicher« neue Resonanzmöglichkeiten wahrnehmen; auch bei lebender Materie.

Elektromagnetisches Schwingungsspektrum

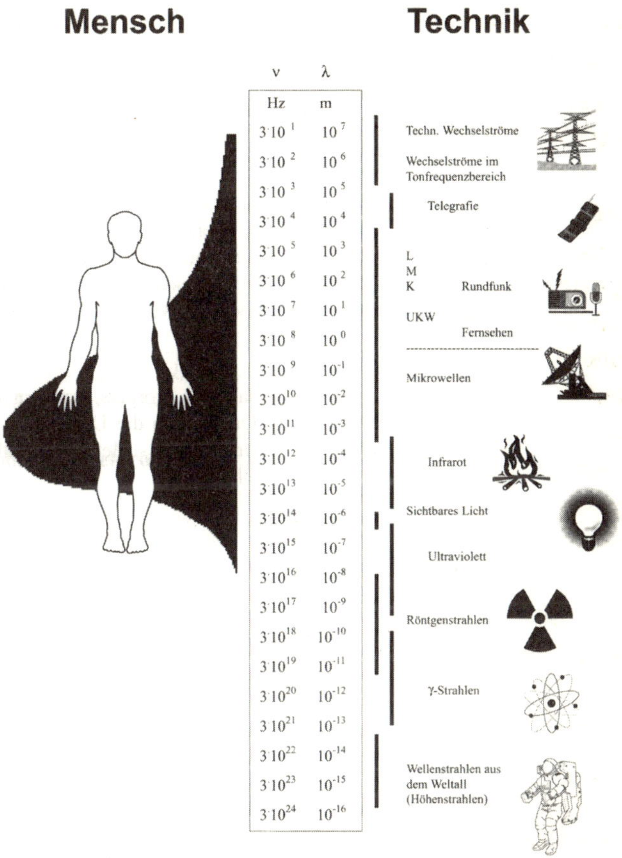

Abb. 5

Wir sind Photonen-/Quantenstrahler

Eine Haupteigenschaft des Lebens ist das Fließen freier Energie. In unserem Organismus fließt freie Energie in Form elektromagnetischer Schwingungen; primär ausgehend von Elektronen, Ionen, Molekülen und letztlich immer mündend in Photonen und Quanten.

Der menschliche Körper enthält etwa 30×10^{12} Zellen (davon 25×10^{12} rote Blutkörperchen).
Die Zelle hat viele Millionen Moleküle.
Das Molekül (z.B. Eiweiß) besteht aus 10 000 bis 100 000 Atomen.
Jeder cm^3 Körpervolumen enthält etwa 10^{24} Atome.
Jedes Atom sendet bei 37 °C pro Sekunde ca. 1450 Quanten.

Ein konkretes Beispiel: Eine Frau von 60 kg Gewicht wird mit 6×10^{28} Atomen aufgebaut. Da pro Atom ein Elektron oder mehr Elektronen vorhanden sind, existieren mehr als 10^{29} Elektronen (zur Verdeutlichung dieser enorm großen Zahl: Die Erde ist 10^{15} Sekunden alt, oder: 10^{15} Ameisen gibt es auf der Erde, alle Individuen aller Arten zusammengezählt).

Diese Strahlung existiert nicht nur innerhalb des Körpers, sondern wir geben pro Sekunde durchschnittlich 10^{21} Quanten an die Umgebung ab. Ein Teil des Spektrums wird mit der Thermografie-Methode sichtbar (Strahlung im Bereich 3 bzw. 10 µm Wellenlänge).

Aber wir strahlen nicht nur im Wärmebereich, sondern (allerdings nur innerhalb des Körpers) fast genauso intensiv im Mikrowellenbereich; weit weniger im sichtbaren und extrem niederfrequenten Bereich; sogar einige Röntgenstrahlen sind dabei (^{40}K). Die Mikrowellenstrahlung kann den Körper kaum verlassen, wird innerhalb des Körpers aber umso mehr ausgenutzt.

Die durchschnittlich abgegebene Quantenenergie beträgt 0,072 eV (= $1{,}154 \times 10^{-20}$ J). Man kann nun ausrechnen, wie viel Energie der Körper an einem Tag insgesamt abstrahlt; es ist je nach Körpergröße 26 900 bis 35 900 kJ. Gleichzeitig bekommt er von der Sonne täglich etwa 21 000 bis29 000 kJ zugestrahlt. Daraus folgt: Der Mensch strahlt mehr Energie ab, als er im gleichen Zeitraum erhält (vgl. Abb. 18, S. 243).

Die Differenz von 5900 bis 6900 kJ ist genau der Betrag, der täglich mit der Nahrung aufgenommen werden muss, damit das Individuum seinen Grundumsatz aufrechterhalten kann. Das aber bedeutet überraschenderweise: Wir leben nicht nur von der Nahrung, sondern direkt von der Energie des Sonnenlichts. Bleiben wir den ganzen Tag in geschlossenen Räumen, vielleicht auch noch unter künstlicher Beleuchtung, dann wird uns Energie fehlen. Der Ausgleich über eine vergrößerte Nahrungsaufnahme scheint auf Dauer keine Lösung, wie an den Zivilisationskrankheiten deutlich wird.

Die Hauptstrahler in uns: »Membran-Maser«

Der für den Organismus mit höchster Intensität belegte Energiefluss ist der Wärme- und Mikrowellenbereich. Diese Energie wird häufig in Enzyme investiert, denn Enzymaktionen sind das Wichtigste, um einen Organismus funktionieren zu lassen. Die Aktionen werden getragen von Quanten im Bereich der Mikrowelle (10^{12}–10^{13} Hz). Unsere Recherchen haben nun ergeben, dass dies genau der Bereich ist, in dem Membranen des Neurons Schwingungen nach Depolarisation aussenden. Wie funktioniert das?

Da der Vorgang komplett unbekannt ist, aber wichtige Konsequenzen für unser Energiegeschehen und die energetische Medizin hat, möchte ich die Sache etwas detaillierter darstellen. Wen es nicht interessiert, der kann getrost das Kapitel überschlagen.

Die Theorie ist durch *Elbe* stark geprägt.

Wird die Membran depolarisiert, passieren zwei verschiedene Vorgänge:

Kohärente elektromagnetische Schwingungen

1. Die Elektronen innerhalb der Membranen besitzen eine potenzielle Energie von ca. 70 meV, solange das Ruhepotenzial anhält. Wenn anschließend Aktion stattfindet (Depolarisation), wird diese Energie von 70 meV (entspricht einer elektromagnetischen Schwingung von 1,7 x 10^{13} Hz) kohärent ausgestrahlt. Gleichzeitig schwingen alle vorher durch das sehr starke elektrostatische Feld des Ruhepotenzials (von 10^5 bis 10^7 Volt/Meter) gebundenen Dipole der Membran, entsprechend ihrer während der Depolarisation neu erhaltenen Freiheitsgrade, gemeinsam an und senden wiederum elektromagnetische Schwingungen unterschiedlicher Frequenzen nach außen.
2. Die hohe elektrostatische Feldkraft des Ruhepotenzials im Neuron bewirkt ein starkes Zusammendrücken der Membran. Wird die Membran depolarisiert, schnappt

sie elastisch in ihre eigentliche Ausdehnung zurück (Elektrostriktion als piezoelektrisches Moment hörbar). Die sprunghafte Ausdehnung startet die mechanische Eigenresonanz der Membranelemente und emittiert somit eine Schallwelle. Durchläuft die Schallwelle das Gewebe und die angrenzende Flüssigkeit, so moduliert sie wegen der periodischen Druckschwankungen die Dielektrizitätskonstante des Mediums im Rhythmus ihrer Schallfrequenz. Dadurch wird zusätzlich zu der von der Membran emittierten (oben beschriebenen) kohärenten elektromagnetischen Schwingung eine – um die Schallfrequenz verschobene – elektromagnetische Streuwelle ausgesendet. Die ausgelöste Schallwelle ist direkt gekoppelt mit der Auslösung der Streuwelle. Beide wirken im gleichen Gewebe-Flüssigkeitsvolumen und schaukeln sich gegenseitig auf. D.h. durch die Kopplung der primären Pumpwelle und der frequenzverschobenen Sekundärwelle wird sowohl die Schallwelle als auch die sekundäre Streuwelle so lange kohärent verstärkt, wie die Dämpfung es zulässt.

Dieser elementare Verstärkungsprozess läuft an jeder impulsartig depolarisierten Membran ab.

Die Aussendung einer bisher in der Wissenschaft übersehenen Neuronenstrahlung ist schon erstaunlich genug, aber es ergibt sich noch eine weitere Eigenschaft des Neurons (Elbe, 1964).

Die Myelin-Scheiden der Axone sind gut untersucht und dokumentiert. Sie sind aufgrund ihrer Substanz und ihres Aufbaus und den daraus resultierenden Eigenschaften für die Aufnahme, Weiterleitung und Verstärkung der elektromagnetischen Wellen prädestiniert. Gegenüber dem Axolemma ist ein Verstärkungsfaktor von 5 kalkulierbar. Die vom Axolemma abgestrahlte Schwingung wird in den Myelinraum durch anatomisch vorgegebene Strukturen mit 45°–135° eingekoppelt und danach über eine Biegung im Internodium nach dem Hohlraumresonator- und Maserprinzip aufgeschaukelt. Die Übertragungszeit mit mehrfacher Durchlaufzeit liegt im Nanosekunden-Bereich (d.h. MHz).

Aufgrund elektronenmikroskopischer Untersuchungen lässt sich die Größenordnung der Resonanz des Hohlleiters kalkulieren: Interessanterweise liegt sie im Mittel genau in dem Bereich von 10^{13} Hz, der als Hauptkomponente vom Neuron abgestrahlt wird.

Die so entstandene Myelin-Maserstrahlung schießt jeweils am nächsten Ranvierschen Schnürring eine energetisch entsprechende Quantenenergie sukzessiv in die bisher noch unbeeinflusste Axolemma-Zone des Neuriten-Axons mit geringen Streuverlusten. Dadurch werden Halbleiterprozesse in der Axonwand stimuliert, und auf diese Weise ist die Weiterleitung der anfänglichen Neuron-Depolarisation gewährleistet.

Am Ranvierschen Schnürring sind die meisten Mitochondrien des Axolemma versammelt, die – entsprechend unseren Versuchsergebnissen zur Photonenwirkung – aus eingekoppelter resonanter Quantenstrahlung verstärkt Zellenergie aufbauen können und selbst Sender elektromagnetischer Energie verschiedener Frequenzen sind.

Man kann kalkulieren, dass einerseits Synapsen mithilfe der Strahlung überbrückt werden, andererseits ein großer

Membranen von Neuronen erzeugen Maserstrahlung

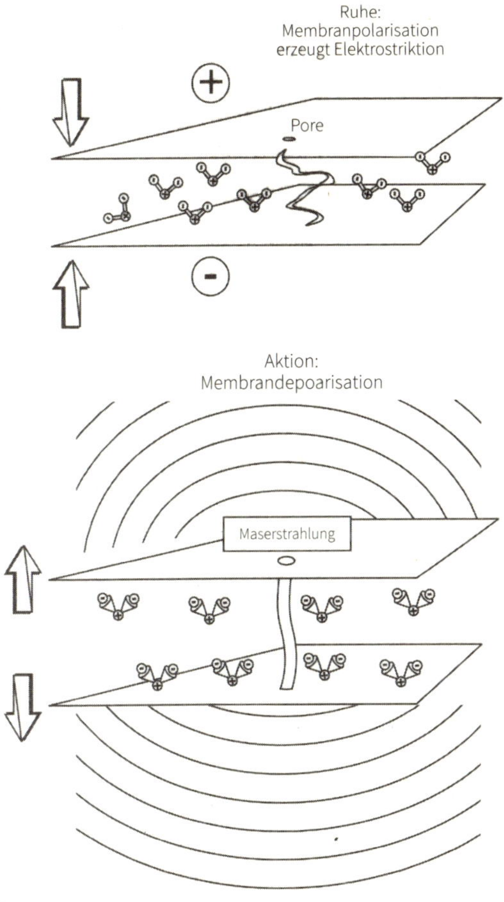

Abb. 6

Teil der Strahlung freigesetzt und in der Umgebung der Synapsen verstreut wird.

Durch Blutgefäßwände kann diese Strahlung dann erneut fokussiert werden (dielektrische Fokussierung, siehe auch Seite 233 »Traditionelle Beeinflussung des Energiegeschehens«), in die Blutphase antennenartig hereingezogen und analog zur Wärme resonanzmäßig konduktiv und konvektiv weitergeleitet werden.

Transmitter gleichen das durch Streuung und Freisetzung entstehende Amplitudendefizit der Strahlung an der Synapse durch postsynaptische Membrandepolarisation (= erneute Stimulierung kohärenter Schwingung) aus oder wirken selbst als ergänzende Photonenstrahler wie z. B. das Transmitter-Radikal Stickstoffmonoxid (NO) oder auch Kohlenmonoxid (CO) – die beide physiologisch als Neuronentransmitter arbeiten, aber keiner Vesikel und keiner Diffusionsprozesse bedürfen.

Wärme und Kälte

Dieses Kapitel ist eine Übung, um uns in Quantenbegriffen etwas zu schulen.

Wärme und Kälte sind zwei typische Begriffe unseres Befindens. Jeder benutzt diese Begriffe, und jeder weiß, was gemeint ist. Über die quantenphysiologischen Wirkungsmomente sagen diese Begriffe überhaupt nichts aus.

Was also bedeutet Wärme wirklich?

Wärme hängt mit der Temperatur zusammen, der Temperatur unserer Umgebungsluft. Die ist exakt gleich mit der

Geschwindigkeit der Moleküle der Luftgase (Gas kommt von »Chaos«). So ist Temperatur der Luft definiert.

Ein Sauerstoffmolekül bei 0 °C und 1 Atm Druck hat eine mittlere Geschwindigkeit von 425 m/sec (die wahrscheinlichste und damit die häufigste Geschwindigkeit ist 377 m/sec, und die Durchschnittsgeschwindigkeit der Energie ist 461 m/sec); bei 33 °C sind es 450 m/sec. Selbst bei minus 100 °C beträgt die mittlere Geschwindigkeit noch 338 m/sec.

Wasserstoff hat bei 0 °C eine mittlere Geschwindigkeit von 1838,5 m/sec; Stickstoff 493,2 m/sec; Kohlendioxid 393,5 m/sec und Blütenstaub 0,0003363 m/sec.

Gasmoleküle sind fast zu 100 Prozent elastisch, es gibt keine Reibung, die geschwindigkeitsverzehrend wirkt. Stoßen zwei Moleküle aufeinander, so tauschen sie ihre Geschwindigkeiten aus (Geschwindigkeiten werden weitergereicht, wie Elektronen elektromagnetische Schwingungen weiterreichen). Nur durch die Schwerkraft wird die Geschwindigkeit verkleinert.

Warme Luft dehnt sich aus, weil die Moleküle schneller werden und somit die mittlere freie Weglänge größer wird. Ein Thermometer ist also ein Geschwindigkeitsmesser.

Wärme hängt auch mit der Temperatur unserer Körpermaterie zusammen. Sie ist gleich der Vibrations- und Rotationsamplitude der Moleküle des Körpers.

Veränderte Geschwindigkeit der Luftmoleküle, Vibration und Rotation sind verbunden mit der Aussendung einer elektromagnetischen Schwingung. Liegt diese elektromagnetische Schwingung in Resonanz mit irgendeinem Zustand, dann bilden sich aus der Schwingung Teilchen, und es wird Quantenenergie übertragen. Der Betrag dieser Quantenenergie entspricht exakt der Schwingungsfrequenz.

Wie produzieren wir Wärme?

Bei jeder Reaktion in unserem Körper werden Quantenenergien in Resonanzkaskaden übertragen. Dabei kann es Verluste geben. Die Frequenzen der Schwingung erniedrigen sich, die Quantenenergie wird geringer. Sind die Resonanzen für das gesamte Energiepaket nicht vorhanden, so können auch gesplittete Teilenergiepakete (in verschiedenen Termstufen) übertragen werden. Die Teilenergie bzw. die Restenergie liegt dann oft im Bereich der Wärmequanten, was bedeutet, dass die Frequenz der Schwingung dem Bereich angehört, den wir Wärme nennen (3–12 µm). Dieser Bereich wird dann resonant oder konvektiv im Körper verbreitet.

Die stärksten Generatoren derartiger Quanten sind Muskeln in Aktion und Stoffwechselprozesse.

Was bewirkt Blut im Wärmehaushalt?

Der menschliche Körper besteht aus mehr als 100 Billionen Zellen, davon sind 25 bis 30 Billionen rote Blutkörperchen.

Die Moleküle des Blutes liegen, ähnlich wie die des Wassers, aber weitaus breitbandiger in Resonanz zu Wärmequanten. Wir sagen dann: Blutmoleküle können Wärme gut absorbieren. Tatsächlich ist eine Aufgabe des Blutes die Aufnahme (Antennenwirkung) der elektromagnetischen Schwingungen (Wärme) aus den Zellen und die Verbreitung der Quantenenergien (der Wärmestrahlung) im ganzen Körper. Dadurch können schließlich die Quanten an der Körperoberfläche an die Umgebung abgeführt werden (Kühlungseffekt).

Mit der Absorption der Quantenenergie erreichen die Blutmoleküle höhere Schwingungszustände, die mit dem Blutfluss mitgeführt werden, um schließlich dort an die Umgebung des Blutes übertragen zu werden, z.B. an Gewebe, Enzyme und Hautoberfläche, wo Moleküle oder eingebaute Elektronen wiederum passende Resonanzstufen zur mitgeführten Schwingungsfrequenz aufweisen. Weiterhin werden Fraktionen des Blutes wie Hormone, Transportvehikel, Enzyme, Immunfraktionen mithilfe der eingekoppelten Energie »aufgeheizt«, Physiker sagen: gepumpt, damit sie für neue Reaktionen, z. B. neue Partner vorbereitet sind.

Was bewirkt Schwitzen?

Wasser hat sehr viele Resonanzmöglichkeiten zu den Frequenzen (= Quantenenergien) der Wärmestrahlung. Die auf die Hautoberfläche über Schweißdrüsen gepumpten Wassermoleküle nehmen deshalb die Wärmequanten in sich auf und werden dadurch so angeregt, dass sie leicht verdunsten können. Damit ist die aus dem Körper kommende Energie abgeführt, wir nennen das Kühlung.

Wie spüren wir Wärme und Kälte?

Bestimmte Nervenendigungen liegen ebenfalls in Resonanzmöglichkeit mit dem Mikrometer-Bereich der elektromagnetischen Schwingung. Diese Nervenendigungen sind nicht nur empfindlich für die jeweilige Quantenenergie, sondern auch für die jeweilige Anzahl der Quanten, also für die Quantenmenge (entspricht der Leistung der

Strahlung). Letztlich reagieren diese Nervenmoleküle auf elektromagnetische Anregung und auf die Amplitude der Strahlung.

Wärme spüren wir, wenn uns mehr Wärmequanten erreichen, als gleichzeitig von uns abgestrahlt werden. Umgekehrt spüren wir Kälte, wenn mehr Wärmequanten von uns an die Umgebung abgegeben werden, als wir gleichzeitig aufnehmen. Ein Schneeball in unserer Hand absorbiert in großem Umfang Wärmequanten, die aus unserer Hand kommen, gibt uns aber vergleichsweise kaum etwas an Wärmequanten zurück. Das heißt, durch den Verlust an Energie nehmen die Molekülschwingungen im Gewebe in ihrer Frequenz und Amplitude ab. Die Eigenstrahlung des Gewebes wird somit niederenergetischer. Nervenfasern setzen ihren unteren Resonanzbereich als Informationskanal ein. Der Schneeball ist eiskalt.

Im Quantenenergiebereich, der dem Temperaturbereich 32 bis 34 °C entspricht, sind alle auf Temperatur spezialisierten Nervenrezeptorfasern aktiv; unter 32 °C reagieren nur die Kältefasern; über 34 °C nur die Wärmefasern.

Ein kühler Wind streicht über unseren Körper

Wir wollen an einem Beispiel noch einmal festhalten, wie die Quantenenergien, die wir Wärme und Kälte nennen, uns beeinflussen.

Stellen Sie sich vor, Sie sitzen leicht bekleidet an einem schönen Sommertag in Ihrem Garten, und ein kühler Wind streicht über Ihren Körper.

Was passiert hier?
Wind, was ist das?

Es ist die Ausgleichströmung von warmer Luft, die eine hohe Molekülgeschwindigkeit besitzt und die deshalb aufsteigt gegen die Schwerkraft, und kühlerer Luft, die weniger Molekülgeschwindigkeit aufweist und deshalb absteigt.

Weil warme Luft also eine höhere Molekülgeschwindigkeit hat, deshalb prallen die Moleküle der Luft pro Zeiteinheit häufiger auf unsere Körperoberfläche. Sie regen häufiger als bei kühlerer Luft Körpermoleküle zu Schwingungen an, die dadurch wiederum eine bestimmte Strahlung aussenden (innere Strahlung). Gleichzeitig erzeugen die Luftmoleküle eine Strahlung, die unsere Körperoberfläche als Radiationseffekt trifft (äußere Strahlung). Die Photonen und Quanten der Strahlung werden resonant absorbiert oder regen Elektronen in unserer Körperoberfläche zu verstärkten Schwingungen an. Alles zusammen mündet in einer resonanten Energieabsorption an freien Nervenendigungen: Wir empfinden relative Wärme oder relative Kälte.

Warum fühlen wir den Wind als kühlend?

Zusammen mit den Luftmolekülen werden beim Luftzug auch Wassermoleküle an unserer Haut vorbeistreichen. Gleichzeitig werden die Wassermoleküle, die auf unserer Haut sitzen, vom Luftzug mitgenommen. Wassermoleküle sind außerordentlich gute resonante Strahlungsabsorber im elektromagnetischen Schwingungsbereich der Wärme. Meine Körperoberfläche gibt bei einem »kühlen Wind« pro Zeiteinheit mehr Wärmequanten an die laufend neu vorbeistreichenden Wassermoleküle im Luftzug ab, als gleichzeitig von den Luftmolekülen an die Haut abgegeben werden. Je stärker die Luftgeschwindigkeit, desto mehr Wassermoleküle kommen für die Wärmeabsorption infrage, die nun meinem Hautgewebe fehlen – es ist kühl.

DNA – das Quantengedächtnis von Jahrmillionen

Die Natur brauchte ein Vehikel, in dem alle bisher »erdachten« Konstruktionspläne, alle Neuerfindungen, alle Verbesserungen, also alle Ideen, hermetisch eingeschlossen sind. Diese Vehikel müssen im Organismus geschützt aufbewahrt werden. Dennoch sollten Möglichkeiten gegeben sein, die Konstruktionspläne laufend zu überarbeiten. Weiterhin muss gewährleistet sein, dass zu gegebener Zeit ein Teil der Pläne den Grundstein zur Verwirklichung eines neuen Test- und Optimierungsversuchs legen kann, das bedeutet, einen neuen Organismus aufzubauen.

Das Vehikel heißt Chromosom, die Pläne stecken in den Genen.

Ein Chromosomensatz hat 30 000 Gene, angeordnet längs der DNA mit $3{,}5 \times 10^9$ Nukleotid-Paaren.

Unsere DNA ist mindestens 600 Millionen Jahre lang in ihrer Grundstruktur dieselbe geblieben.

Die menschliche DNA hat einige Milliarden Basen. Eine Base hat eine Größe von 0,1 bis 1 nm. Daraus ergibt sich: Der Informationsträger in einer einzigen Zelle hat eine Gesamtlänge von 2 Metern. Da die Zahl der Zellen mit menschlicher DNA in einem Menschen mehr als 100 Milliarden beträgt, ist die Gesamtlänge der DNA pro Mensch tatsächlich Billionen Meter. Alle Menschen dieser Erde kämen auf mehr als 10^{23} Meter, das sind mehr als hunderttausend Lichtjahre Länge.

Offensichtlich ist die DNA also wichtig – aber wofür?

Die DNA ist ein dominanter stabiler Kraftfeldgenerator, der bestimmt, wie eine Naturkonstruktion aufgebaut werden muss. Die DNA gibt bis ins Detail vor, welche Resonanzgebilde an welcher Stelle gebildet werden müssen, um Verfestigung und Realität und somit die Materie des Organismus entstehen zu lassen. Sie steuert über Rückkopplungen den Organaufbau so, dass danach Funktionen ermöglicht werden, die jedes Mal als neue Realitätsbildungen betrachtet werden müssen. Letztlich münden alle diese Funktionen auch im Aufbau und in der Verteilung von Energie innerhalb des Organismus und im Aufbau funktioneller Proteine, die mit diesen Energien arbeiten können, z. B. Enzyme.

Vermutlich erhält die DNA bei ihrer Konstruktionsarbeit synergistische Hilfe von außen.

Francis Crick (Nobelpreis für Biologie): »*Ein aufrichtiger Mensch, der all das uns heute zugängliche Wissen besitzt, müsste einräumen, dass der Ursprung des Lebens derzeit einem Wunder gleichzukommen scheint, so viele Bedingungen müssen erfüllt werden, um es in Gang zu halten.*« (Guitton/Bogdanov, 1993)

Die DNA besitzt ein sehr breites Spektrum an elektromagnetischen Eigenfrequenzen. Wiederum sind die Elektronen für Bindungen, Struktur und Form verantwortlich.

Überraschend, aber sehr plausibel ist die Tatsache, dass das Material der DNA und die darin enthaltenen Elektronen im Gegensatz zu allen anderen Zellkomponenten keiner Erneuerung und normalerweise nur geringster Veränderung unterliegen. Hinzu kommt, dass die durchschnittlichen Bindungsenergien der Baukomponenten innerhalb der DNA bei 1,8 eV liegen. Die Bindungsenergie gibt die mittlere Lebensdauer eines Moleküls an. Im Fall von 1,8 eV beträgt die Lebensdauer ca. 30 000 Jahre. Diese Lebensdauer von 30 000 Jahren entspricht ziemlich exakt der Zeitspanne, in der unsere Menschenart Homo sapiens sich verbreitet hat. Voraussetzung dafür ist, dass die DNA nicht von Licht im Grün-, Blau- oder UV-Bereich (oder von elektromagnetischer Strahlung mit noch energiereicheren Quanten) getroffen wird. Diese Quantenenergien des Lichtes können die Bindungen so stark resonant schwingen lassen, dass sie schließlich zerreißen.

Nun verstehen wir auch, warum es vorteilhaft ist, dass der Kopulationsapparat vieler Organismen den Spermientransfer in Dunkelheit, also mithilfe von Begattungsorganen wie Penis und Vagina, bewerkstelligt.

3 Vakuumenergie und Geist

Wir sehen Materie, z.B. den Tisch, und fühlen ihn als massives Gebilde. Das Fühlen von massiven Gegenständen zusammen mit dem visuellen Eindruck ist ein Lernvorgang. Kleinkinder können mit Materie zu Beginn ihres Lebens noch nichts anfangen. Sie müssen erst notwendige Erfahrungen machen, um sich innerhalb der Materie zurechtzufinden. Aber sind die wichtigsten Unterscheidungen erst einmal gelernt, dann ist für uns alles selbstverständlich, wir machen uns keinerlei Gedanken mehr darüber, wie die Vorgänge geschehen.

Was wir als Tisch mit den Händen fühlen, sind tatsächlich die Kräfte zwischen den Elektronen und zwischen den Molekülen, der Austausch von Photonen, die im Vakuum wirken.

So ist das Sehen der Materie auch eine Wechselwirkung von Photonen zwischen dem betrachteten Gegenstand und unserer Augenpigmentschicht (Retina), ausgesendet und empfangen von Elektronenschwingungen.

Wir haben zwar aufgrund der Erfahrung eine Vorstellung von Materie, wir ahnen aber nichts von der Intelligenz, die dahintersteht. Intelligenz, Sinne, Geist – das sind die Verbindungsglieder der Natur. Wo und wie wirken diese Verbindungsglieder?

Alles, wirklich alles, was wir uns als Existenz überhaupt denken und vorstellen können, ob Materie oder Energie, ob Kosmos oder Mensch, ist prinzipiell in der Hauptsache aus zwei physikalischen Kategorien aufgebaut:

Vakuum und Spin

Wir wollen das Vakuum als den Raum betrachten, der keine Massen beherbergt. Bis auf eine Ausnahme: Elektronen besitzen rein rechnerisch eine Masse. Sowohl Elektron als auch Masse zeigt sich aber erst, wenn sich etwas in den Weg stellt. Das können bestimmte Wellen im Vakuum sein. Elektronen wollen wir deshalb im Vakuum zulassen.

Spin ist eine Eigenschaft, die sich als Produkt aus der Rotationsenergie und der Rotationsperiode, zwei wichtigen Eigenschaften von Elektronen, Photonen und anderen Entitäten, ergibt. Was ein Spin eigentlich energetisch ist und wodurch er entsteht, weiß niemand. Was der Spin bewirkt, werden wir später diskutieren.

Das Vakuum dominiert

Wir und alle anderen Dinge der Natur und Technik sind also aus Atomen zusammengesetzt.

Ein Atom ist nichts als ein nahezu leerer Raum, zusammengehalten wieder durch elektromagnetische und elektroschwache Kräfte (Austausch von Quanten).

Die greifbare feste Materie ist nur der milliardste Teil vom Universum. Das Verhältnis von Masseteilchen (Nukleonen) zu Energiequanten (Photonen) ist 1 : $9{,}746 \times 10^8$. Die Materie als Masse der Atomkerne ist bei einem derartigen Unverhältnis also eigentlich völlig unterrepräsentiert.

Unsere so massive harte Erde besteht nur zu 0,000 000 000 000 01 Prozent (10^{-14}%) aus Masseraum, der von Atomkernen besetzt ist, der Rest ist leerer Raum, Vakuum, in dem sich hauptsächlich die Schwingungen aufhalten, die Elektronen repräsentieren. Wir wollen das Vakuum hier also definieren als ein Raum ohne Atomkernmasse. Die sich verändernde Masse der Elektronen, die als handliche Rechengröße eingeführt wurde, wollen wir vernachlässigen.

Würde unsere Erde ihren leeren Raum verlieren, weil alle Elektronen verschwinden, so bliebe ein Ball mit der Querschnittsfläche eines Sportplatzes übrig (ca. 120 m Durchmesser).

Unser Körper besteht zu mehr als 99 Prozent aus Vakuum.

Jedes Atom besteht also zu mehr als 99,999 Prozent aus leerem Raum. Wir bestehen komplett aus Atomen, und deshalb besteht tatsächlich unser Körper, auch unser Gehirn, zu mehr als 99,999 Prozent, also fast vollständig, aus Leere. Würden wir diese Leere aus unserem Körper entfernen, so bliebe von uns nichts Sichtbares mehr übrig. Aber unser Gewicht würden wir behalten, denn dies ist ja in den Atomkernen konzentriert. Atomkerne lassen sich nicht zusammenpressen, wie man bei Neutronensternen sieht.

Kalkulieren wir grob:
Ein Atomkern hat typisch 10^{-15} m Durchmesser; ein Atom 10^{-10} m Durchmesser, d.h. 100 000 × größer. Vergleich: Atomkern 1 cm, dann ist der Abstand bis zur umgebenden Elektronenhülle 1 km.

Ein Mensch hat maximal 2 m Höhe; ein Atom 10^{-10} m.
Wie viel Atome aneinandergereiht ergeben 2 m Höhe?
$2 \times 10^{10} \times 10^{-10} = 2$ m; d.h. 2×10^{10} Atome,
ohne Vakuum: also 100 000 × kleiner: $2 \text{ m} \times 10^{-5} = 20\ \mu\text{m}$

Ohne Vakuum wären wir maximal 20 µm groß.

Demnach bestehen wir in der Hauptsache nicht aus der Materie der Zellen, sondern aus Kraftfeldern im Vakuum (einschließlich Energie-Rückkopplungen). Materie dient nur dem Aufbau resonant schwingender Empfänger- und Senderstrukturen für Kraftfelder.

Dass wir fast vollständig nichtmateriell sind, verblüfft. Aber wir geraten noch mehr ins Staunen, wenn wir uns klarmachen, dass das, was wir Masse nennen, mit Festigkeit, so wie wir sie empfinden, überhaupt nichts zu tun hat.

Wo es Masse gibt, ist auch Raum. Masse wird durch den Raum der Atomkerne repräsentiert. Atomkerne besetzen 10^{-13} cm^3 Raum, das ist der 10^{-12}. Teil des atomaren Volumens. Sie sind das Zentrum jeder Materie, auch unserer.

Wenn wir uns mit Spezialsonden im submikroskopischen Bereich diesen »massiven« Atomkernen nähern, dann stellen wir allerdings enttäuscht fest, dass hier nichts

Masse-Vakuum-Verhältnis von Atomen

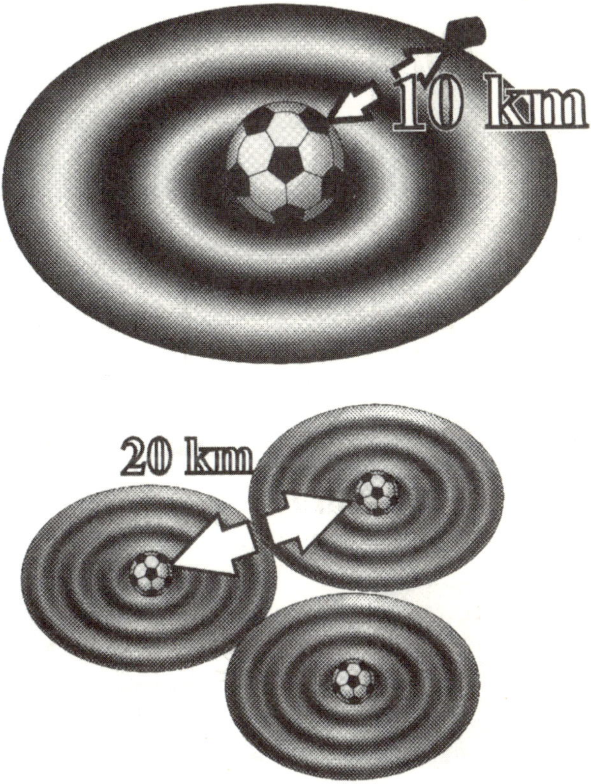

Abb. 7

Materieverhältnisse der Hand bei laufender Vergrößerung (Teil 1)

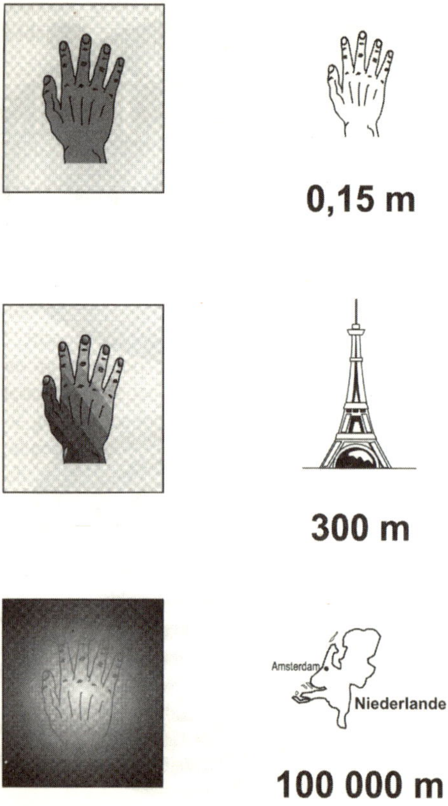

Abb. 8

Materieverhältnisse der Hand bei laufender Vergrößerung (Teil 2)

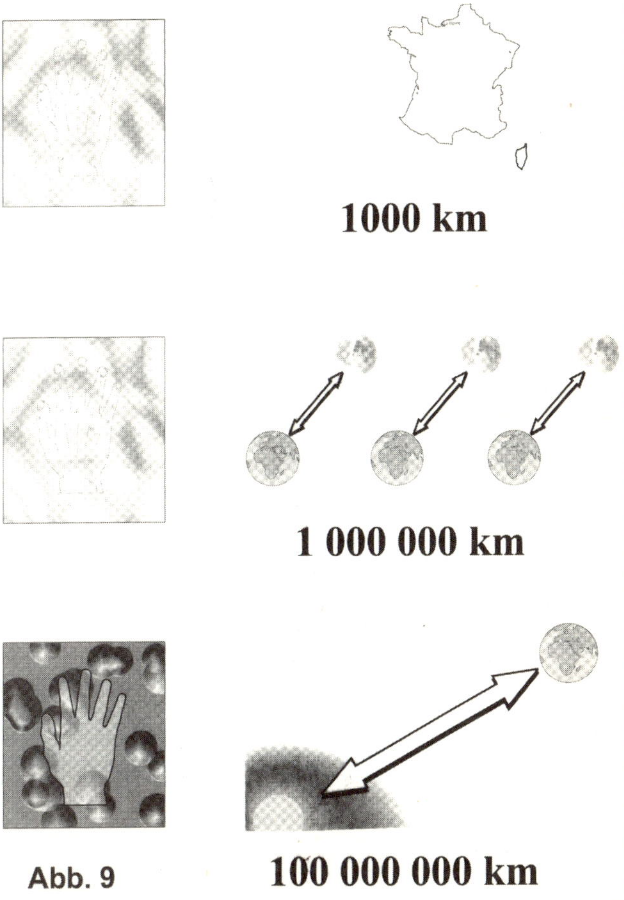

Abb. 9

Massives existiert, sondern nur schwingende Energie. Urheber dieser Energie ist ein Zentralwirbel – der Spin des Atomkerns. Tauchen wir gewaltsam in diesen Spin ein, dann kann es passieren, dass Teilwirbel abgespalten werden – Quarks genannt. Normalerweise passiert das aber nicht.

Wir müssen also feststellen: Es gibt nichts Festes, was Materie aufbaut. Und was wir Masse nennen, sind letztlich Energiewirbel im Vakuum.

Damit bestätigt sich, was Buddha und die Weisen Asiens schon immer sagen:
»Materie ist Leere, Stoff ist ›Nicht‹.«

Überliefert ist eine Zen-Formel aus dem 14. Jahrhundert:
»Materie ist Leere, und Leere ist Materie.«

Und ein buddhistisches Sutra sagt:
»Form ist Leere, und Leere ist Form; Leere unterscheidet sich nicht von Form, Form unterscheidet sich nicht von Leere; was Form ist, das ist Leere, was Leere ist, das ist Form.« (Capra, 1986)

Erwin Schrödinger (Physiker, Nobelpreisträger) 1956 in einer Vorlesung am Trinity College in Cambridge:
»Unsere jetzige Denkweise hätte vielleicht eine kleine Bluttransfusion aus östlichem Gedankengut nötig.« *

* Schrödinger, E., 1959: Geist und Materie, F. Vieweg, Braunschweig, S. 41.

Steuert der Wille die Vakuumenergie?

Wenn wir und die übrige Welt fast ausschließlich aus Vakuum bestehen, dann ist es natürlich außerordentlich wichtig, dieses Vakuum genauer anzusehen.

Woraus besteht es? Mit was ist es angefüllt? Ist hier nichts anderes als Energie vorhanden? Ist nicht doch noch anderes da, was sich bisher unserer Kenntnis entzieht?

Die Antworten auf diese Fragen sind überaus wichtig, denn sie bestimmen unser Leben. Bisher sind die Antworten allein aus mathematisch-physikalischen Theorien heraus erteilt worden. Es gibt Hinweise darauf, dass dies nicht ausreicht.

Die Leere aller Körper ist zuerst einmal angefüllt mit Energie; *Wheeler* errechnet für das Vakuum eine ungeheure Energiemenge: sie beträgt ca. 10^{27} Joule/cm^3. Könnte man diese Energie freisetzen, dann könnte man damit alle Weltmeere zum Kochen bringen. Wenn die Quantengesetze bis in die Plancksche Länge von 10^{-33} cm hineinverfolgt werden, wird mit $E = mc^2$ die Energiedichte des Vakuums zu unglaublichen 10^{94} g/cm^3. Die Gravitation des Vakuums wäre dann sehr viel größer als die Gravitationskraft (eigentlich Schwerkraft) der gesamten Masse des Universums. Die Energiedichte des Quantenvakuums stellt deshalb gegenwärtig eine Anomalie in der Physik dar.

Woher kommt diese Energie? Nun wird es kompliziert. Genau bekannt ist dies noch nicht.

Versuchen wir, uns Klarheit über die heute gängigen Vorstellungen zu machen.

Das gesamte Vakuummeer ist ein Transitvolumen für den Aufbau von Kräften. Die Grundlage aller Kräfte sind Felder. Und die Träger der Felder sind meistens fluktuierende Wellen.

Nach *Einstein* sind Energie und Masse das Gleiche ($E = mc^2$). Da im Vakuum alles energetisch durcheinanderwirbelt, ist das Vakuum auch Träger von fluktuierender Masse, die entsteht und vergeht.

Das Vakuum enthält komplett alles als Möglichkeit, was es an Naturgesetzen überhaupt geben kann.

Realität ergibt sich nur, wenn sie als Möglichkeit vorher im Vakuum angelegt war als virtueller Zustand (Fluktuation).

Virtuelle Zustände verwandeln sich in reale in dem Augenblick, in dem Energiezufuhr im Vakuum stattfindet.

Wirkliche Größen, d.h. Realität, sind deshalb immer »Anregungen« des Vakuums.

Realitäten sind nicht Korrelationen zwischen Teilchen, sondern zwischen ihren Zuständen, ihren Eigenschaften. Wir werden das im Folgenden des besseren Verständnisses wegen nicht immer herausarbeiten, sondern meistens weiterhin von der Wechselwirkung zwischen Teilchen sprechen.

Wheeler: »Die Vakuumphysik wird der Kern aller Dinge sein.« (Wheeler, J.A., Misner C., Thorne, K.S., 1973)

Geisterteilchen mit Kraftpotenz

Im und um den Atomkern und ebenso um ein Elektron herum spielen sich sehr merkwürdige, geradezu mystische Momente ab, die weitreichende Wirkungen auch für unser Leben haben.

Sowohl Atomkern wie auch Elektron sind von virtuellen Wellen umgeben, die potenzielle Kräfte beinhalten und bei Kraftübertragung rechtzeitig zu Teilchen werden.

Anhand der Teilchenidentität wollen wir uns das genauer anschauen.

Unschärferelationen

Die Quantenmechanik kennt weder Bahnen noch Teilchen. Bahnen und Teilchen haben Ort und Geschwindigkeit, die aber gibt es eigentlich überhaupt nicht, es sei denn, wir bringen irgendetwas von außen in das Energiesystem hinein. Wenn man von Unschärfen in der Quantenmechanik spricht, so sind das echte Unschärfen und keine mathematischen Hilfskonstruktionen. Diese Unschärfen können durch nichts herausgerechnet und aufgehoben werden. Sie gehören zum System.

Es gibt die Unschärferelation a) zwischen Ort und Geschwindigkeit und b) zwischen Zeit und Energie (gemeint ist die Zeitspanne, die notwendig ist, um die Energie des Systems mit Genauigkeit festzulegen).

Energie und Impuls besitzen bei kurzen Zeiten und Abständen keine genau festlegbaren Größen.

Infolge der Unschärferelation werden bei extrem kurzen Distanzen Begriffe wie Raum und Zeit hinfällig: Da nach der Allgemeinen Relativitätstheorie sich Energiekonzentrationen auf die Krümmung von Raum und Zeit auswirken, wird deshalb bei kleinen Abständen und bei dementsprechend unbestimmten Energien auch die Krümmung von Raum und Zeit unbestimmt. Raum und Zeit verschwimmen ineinander.

Diese kritischen kleinen Abstände entstehen bei jedem mechanischen Oszillator (besser vorstellbar beim Pendel kurz vor dem Umkehrpunkt), also bei jedem Masseteilchen und jedem Molekül, aber auch dann, wenn wir schaukeln. Ob wir dann tatsächlich für einen winzigen Augenblick raumzeitlos sind, uns also überallhin ausbreiten, wird wohl immer ein Rätsel bleiben.

Wir wissen, dass die Heisenbergsche Unschärferelation sich einerseits auf die Korrelation Ortsgenauigkeit–Geschwindigkeitsgenauigkeit und andererseits auf die Korrelation Zeitgenauigkeit–Energiegenauigkeit bezieht. Wachsende Genauigkeit einer Größe (z.B. der Zeit) bedingt zunehmende Ungenauigkeit der anderen Größe (z.B. der Energie).

Ist eine Zeitspanne sehr kurz, dann ist die Zeit sehr genau, gleichzeitig kann aber die Energie eines betrachteten Systems wie eines Atomkerns dann nicht genau bestimmt werden. Wenn sich deshalb während des kurzen Augenblicks die Energie des Atomkerns um einen kleinen Betrag ändert, dann ist das nicht feststellbar. Die Energieänderung liegt im Unschärfebereich. Der Atomkern kann also

Aus virtuellen Zuständen werden reale Photonen mit Kraftwirkung

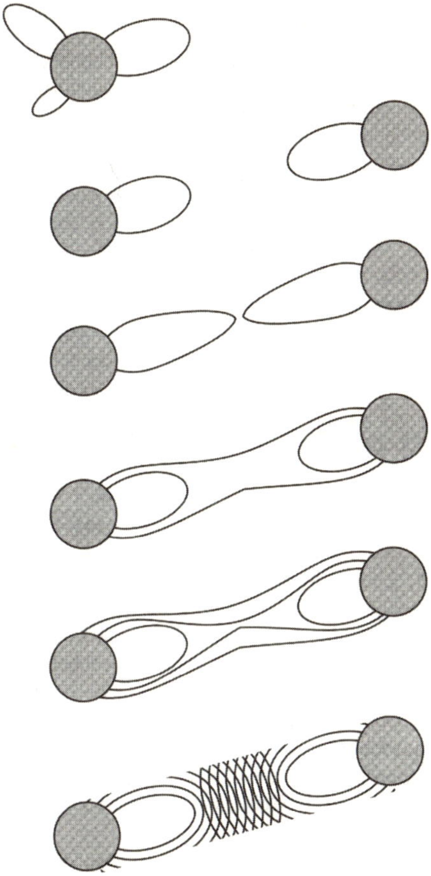

Abb. 10

Energie für kurze Zeit abgeben, ohne dass etwas Registrierbares passiert. Dies gelingt immer dann, wenn der abgegebene Energiebetrag (in Millionen eV) multipliziert mit der Zeitdauer, bis die Energie zurückgegeben ist (in Sekunden), kleiner als 658 x 10^{-24} ist.

Das Gesetz von der Erhaltung der Energie hat also offensichtlich Lücken. Man kann ohne Weiteres riesige Mengen von Energie kurzfristig aus dem Nichts entleihen, ohne das Energiegesetz zu verletzen.

Man kann für die Zeitdauer von 4,7 x 10^{-24} sec ohne Weiteres 140 Millionen Elektronenvolt (140 x 4,7 = 658) entwenden. (140 MeV entsprechen einem Kraftbotenteilchen mit einer Ruhmasse – man sagt in der Physik tatsächlich Ruhmasse – von 0,2488 x 10^{-24} Gramm, einem positiven oder negativen Pi-Meson).

Diese kurz auftauchende Geisterenergie ist virtuell.

Jedes Nukleon sendet ununterbrochen derartige unwirkliche, virtuelle Botengeister aus und verschluckt sie nach einigen 10^{-24} sec wieder. Alle Nukleonen sind dementsprechend von einer pulsierenden Wolke von geisterhaften, kräfteübertragenden Mesonen-Teilchen umgeben, die nicht entwischen können. Ausnahme: Wenn zwei Nukleonen so nahe kommen, dass ihre Mesonen-Wolken sich überlappen, dann können die Mesonen überspringen und Kernkräfte vermitteln, oder die Nukleonen ändern ihre Rolle; z.B. kann ein Proton ein Neutron werden oder umgekehrt.

Das Kraftfeld eines Nukleons reicht so weit in den Außenbezirk, wie sich Pi-Mesonen mit Lichtgeschwindigkeit während ihrer kurzen Lebensdauer entfernen können, bei den erwähnten $4{,}7 \times 10^{-24}$ sec kommt ein Meson gerade mal $1{,}4 \times 10^{-13}$ cm weit, also ziemlich genau bis zur Kernkraft-Reichweite, entsprechend dem Halbmesser eines Protons.

Viel weiter in die Umgebung gelangen diejenigen Geisterteilchen, die Elektronen umschwärmen. Diese Teilchen werden ebenfalls ununterbrochen von Elektronen ausgesandt und wieder einkassiert. Es sind virtuelle Photonen, die Abstoßung und Anziehung zwischen geladenen Körpern hervorrufen, also die elektrostatische Wechselwirkung. Ein Photon mit einen Energie von 1 eV hat eine Dauer seines virtuellen Lebens von $6{,}58 \times 10^{-16}$ sec und schießt dabei mit Lichtgeschwindigkeit auf einem Aktionsradius von 2×10^{-5} cm. Ein energetisch 1000-mal schwächeres Photon kann 1000-mal länger leben und sich 1000-mal weiter vom Elektron entfernen. Je weiter ein Photon von einer Ladung entfernt anzutreffen ist, desto schwächer werden seine Energie und Kraftwirkung; diese Beziehung kennen wir vom Coulombschen Gesetz.

Vakuumfluktuationen aus dem Nichts sind gut belegte Merkmale der Quantenwelt: Spontane Entstehung von z.B. Photonen (bedarf wenig Energie für längeren Zeitraum), von z.B. Elektron-Positron-Paar (bedarf mehr Energie für kürzeste Zeit), alle Arten von Teilchen können aufflackern und wieder erlöschen.

Nun müssen wir ordnen, was bisher gesagt wurde.

Die Kopenhagener Deutung *(Heisenberg, Bohr)* legt fest: alles, was einer Beobachtung (durch den Menschen) unterliegt, wird Realität.

Wir haben vorher dargestellt: Alles, was gemessen wird, was in Resonanz liegt, wird verfestigt, wird also auch Realität.

Das aber bedeutet: Beobachtung und Resonanz sind identisch in ihrer Wirkung zur Realitätsbildung. Das ist eigentlich klar. Aber zusammen mit der Berücksichtigung der Vakuumgeschehnisse bedeutet dies auch:

Beobachtung und Resonanz sind identisch mit der energetischen Aufladung virtueller fluktuierender Quanten im Vakuum.

Das allerdings ist überraschend, denn dies bedeutet, dass unser mit dem Bewusstsein zusammenarbeitender Wille letztlich die Energiezufuhr im Vakuum bewirkt. Denn ohne Zweifel, unser Wille schafft Realität, z.B. wenn ich mir vornehme, meinen Arm zu heben, oder wenn ich spreche oder wenn ich diese Zeilen lese.

Platon: *»Wirkliche Existenz besitzt nichts Materielles, sondern enthält den Bauplan des Materiellen, die Form oder Idee. Der menschliche Geist hat teil an der Realität der Formen und (Natur-)Gesetze, der Raum ist wirklicher als die materielle beobachtbare Welt, der leere Raum macht die Welt aus.«* (Platon, 1998)

Aristoteles nannte diesen Raum »materia prima«, die Vorstufe der Materie.

Demokrit sagte: *»... nur scheinbar hat ein Ding eine Farbe, nur scheinbar ist es süß oder bitter, in Wirklichkeit gibt es nur Atome und den leeren Raum.«* (Dolores, W., 1995)

Heute weiß man: Die Wechselwirkung der Elektronen untereinander durch Quanten und ihre Wechselwirkung mit der elektromagnetischen Strahlung, getragen vom Vakuum und offenbar moduliert und gesteuert durch mein Bewusstsein, bestimmen nahezu alle Ereignisse in der Welt.

Welche Felder füllen das Vakuum aus?

Man hat berechnet, dass in 1 g Masse eine Energie steckt, die den Wert von 1 Milliarde Dollar enthält. Welche Energie ist das?

1. Energie des Higgs-Vakuums
2. Elektromagnetische Nullpunktstrahlung der Photonen (Realität durch Casimir-Effekt bewiesen)
3. Elektromagnetische Energie der virtuellen Elektron-Positron-Paare (Vakuumpolarisation)
4. Analog zu 2., aber im Kern wirkend, starke Farbwechselwirkung mit Nullpunktstrahlung der Gluonen (statt der Photonen)
5. Analog zu 3.: Fluktuationen der Quark-Antiquark-Paare (statt Elektron-Positron-Paare)
6. Gravitation (eingeschlossen *Einsteins* Kosmologische Konstante).

Die Berechnung ergibt als Summe aller Energien im Vakuum 10^{100}-mal mehr als null. Das ist absolut unmöglich, deshalb muss es eine Symmetrie geben, die alle Energien zu null addiert (Nullpunktfeld).

Tatsächlich kann Energie mit positivem und negativem Vorzeichen versehen werden:

Bewegungsenergie und Massenenergie ist plus (+),

Anziehungsenergie (Schwerkraft und elektromagnetische Kraft) ist minus (–).

Infolge dieser Polarisierung ist es möglich, dass die positive Energie für die Erzeugung neu aufzubauender Materieteilchen durch die negative Energie der Schwerkraft oder des Elektromagnetismus genau ausgeglichen ist.

Materieteilchen können aus dem leeren Raum entstehen ohne ersichtliche physikalische Ursache, aus Null-Energie heraus, die durch eine Krümmung des Raumes verschoben wird. Denn Materie ist identisch mit Raumkrümmung.

Aus allem ergibt sich: Das Vakuum ist ein universales Medium, angefüllt mit realer und virtueller Energie, aus der nach Bedarf Kräfte wachsen.

Nach *Puthoff* zeigt die mathematische Kalkulation, dass die Energien des Nullpunktfeldes durch die Quantenbewegungen entstehen und ihrerseits die Bewegungen antreiben –*»ein sich selbst regenerierender kosmologischer Rückkopplungszyklus«*. (Puthoff, H.E., 1998)

Der virtuelle Zustand des Vakuums bestimmt alles, was zur Realität als Materie-gebundene vektorielle Energie wird. Wer also die Vakuumenergie steuern kann, hat Zugriff zur Beeinflussung der Materie und schafft physikalische Realität.

Sind wir durch intelligente Elektronen repräsentiert?

Einen großen Teil des Vakuums nehmen die Wellen der Elektronen ein, elektromagnetische Wahrscheinlichkeitswellen. Elektronen als Welle werden erst zu Elektronen als Teilchen, wenn sie Kontakt mit anderen Elektronen aufgenommen haben. Dann allerdings können sie sich ziemlich eigenartig benehmen.

Wenn wir uns einmal um uns selber drehen, dann haben wir 360° überstrichen und schauen wieder in die gleiche Richtung wie vorher. Beim Elektron gibt es eine andere Welt. Ein Elektron muss sich zweimal um sich selbst drehen, also 720° überstreichen, um wieder dahin zu kommen, wo es gestartet ist, wo es also wieder identisch mit dem Ausgangszustand ist. Das ergibt für das Elektron enorme Möglichkeiten der Abtastung seiner Umgebung, quasi als raumumgreifendes Stereo, als fein differenzierte Doppelverknüpfung mit Korrespondenzpartnern in passender Raumrichtung.

Man kann die Drehsinnachse des Elektrons leicht umklappen, sodass sein Nordpol von oben nach unten und sein Südpol von unten nach oben kommt. Der nötige Energiebetrag dafür ist äußerst gering, 0,000006 eV (60 µeV). Wellen mit dieser Energie werden im Wasserstoff verschluckt und bewirken das Umklappen der Elektronen, seine Eigenschaften der Kommunikation verändern sich.

Man weiß: Jedes Elektron ist von einem Schwarm von Photonen/Quanten umgeben. Im Gegensatz zu den Photonen, die vom Elektron selbst ausgesandt oder aufgenommen werden können – den realen Photonen – heißen die Photonen, die das Elektron immer begleiten, virtuelle Photonen. Wiederholen wir noch einmal: Alle Elektronen sind umgeben von Wolken virtueller Photonen, die vulkangleich pulsierend unentwegt aus dem Elektron herausschießen, die Umgebung nach resonanten Kraftübertragungsmöglichkeiten (elektrostatischen) abchecken und innerhalb kürzester Zeit wieder im Elektron verschwinden.

Solange es keine Kraftübertragungen mangels Resonanz gibt, dürfen wir allerdings nicht von Photonen reden, sondern von speziell mit der elektromagnetischen Elektronwelle verknüpften potenziellen Wahrscheinlichkeitswellen. Solange also keine Resonanzen zu den Photonen-/Quantenenergien in der Umgebung existieren und solange deshalb keine Kräfte übertragen werden können, bleiben auch die Photonen/Quanten genauso wie das Elektron im Zustand von elektromagnetischen Wahrscheinlichkeitswellen.

Elektronen und ihre Wellen sind überall hier und im Universum, also ist ebenfalls überall ein Netz pulsierender Potenziale, ausgehend von virtuellen Photonen. Wir sind mit unserem Elektronenkörper ein Teil dieses Netzes, und deshalb sind wir tatsächlich mit dem ganzen Universum verknüpft.

Obwohl dieses Netz a priori keinerlei Kraftvektor enthält, spricht man trotzdem von einem Feld – dem Skalarfeld. Aus dem zuvor Gesagten geht hervor, dass dieses überall präsente potenzielle Skalarfeld eine Matrix darstellt für alle elektromagnetischen Wechselwirkungen, also für alle sich ergebenden Kraftübertragungen.

Wie funktioniert das?

Kraftübertragungen über größere Entfernungen sind nur über zwei Mechanismen möglich:

- über den gegenseitigen Austausch von virtuellen Photonen zweier Elektronen, das heißt beide Elektronen geben und nehmen jeweils vom anderen und pfropfen sich damit gegenseitig zu realen Photonen auf;
- über die Aufpfropfung virtueller Photonen durch Energieaufnahme des Elektrons und dadurch Aussendung von echten Photonen, die in ihrem mitgeführten Energiebetrag in Resonanz mit Umgebungsstrukturen liegen müssen.

Das Skalarfeld ist bei beiden Vorgängen beteiligt. Als potenzielle Matrix reagiert es auf jede Veränderung und mischt sozusagen die Karten unverzüglich neu, sobald es eine Auswirkung seiner Matrix bemerkt hat; es steuert nicht nur virtuelle und aufgepfropft virtuelle (also reale) Photonen im Rahmen des Ganzen, sondern reguliert auch die Bahnen und Ereignisse der Elektronen, oder sagen wir besser: Es produziert und steuert die Ausbreitungswege der elektromagnetischen Wellen.

Damit kommt dem Skalarfeld beinahe die gleiche Funktion zu wie dem von den Physikern theoretisch geforderten Higgs-Feld.

Nach der Theorie erfüllt das Higgs-Feld das ganze Universum. Man meint, dass dieses Feld bei der Abkühlung des Universums aus dem leerem Raum entstanden ist, dies bereits 10^{-10} sec nach dem Urknall. Das Feld erhielt dabei eine geordnete Struktur, so wie die geordneten Eiskristalle beim Gefrieren des Wassers entstehen. Das Higgs-Feld ist ein Hintergrundfeld im Raum, das von wechselwirkenden Strukturen lokal beeinflusst wird.

Alles, was im Kosmos als Masse vorhanden ist, auch unsere Körpermasse, bewegt sich im Higgs-Feld. Photonen und Quanten sind wahrscheinlich die einzigen Teilchen, die nicht mit dem Higgs-Feld wechselwirken. Deshalb können sich diese Teilchen ungehindert im Feld bewegen.

Man geht heute davon aus, dass das Higgs-Feld alle effektiven Massen bewirkt. Dadurch werden diese Masseteilchen unterhalb der Lichtgeschwindigkeiten gehalten. Allerdings werden sie durch das Higgs-Feld nicht abgebremst, d.h. es gibt keine Reibung. Allein die Störungen, die durch Teilchen im geordneten Feld entstehen, sind mit den Massen identisch. Setzen sich die Teilchen aufgrund von Kräften in Bewegung, dann wird das Feld gestaucht. Das bedeutet, nicht das Masseteilchen setzt einer Beschleunigung Widerstand entgegen, sondern die Verdichtung des Higg-Felds.

Übersicht über die Wirkung des Higgs-Felds

- schafft Ordnung und Konsistenz
- ordnet Materie-Energie-Flüsse
- verfestigt Muster
- ergibt Struktur und Funktion
- daraus entstehen neue Energieströme
- das ergibt zusätzliche Strukturen

- die Strukturen leiten neuen Fluss heran
- der Fluss schafft neue Strukturen
- Entstehung von Komplexität mit Rückkopplung
- Atomaufbau, Molekülaufbau

Beinahe analog zum Higgs-Feld wird das Subquanten-Feld behandelt.

Eigenschaften und Wirkungen des Subquanten-Felds

- unbeobachtbar
- strukturiert und voller Information
- holografisch
- musterbewahrend
- verbindet die Quanten
- bestimmt die Bahnen der Quanten
- besteht aus einem virtuellen Teilchenmeer beinahe unendlicher Energie
- Quanten sind vermutlich Kondensationen in diesem Meer und bilden darin solitäre Wellen (Solitonen) als Vektorwellen in der Raumzeit
- nicht-vektorielle skalare Wellen (*Tesla*-Wellen) breiten sich – ähnlich wie Schallwellen – longitudinal und nicht, wie die vektoriellen elektromagnetischen Wellen, transversal aus

In vielen alten Kulturen wurden die universellen Felder, die in der Wissenschaft noch nicht bewiesen sind, schon seit Urzeiten mit Namen belegt:

Indien: »*Einheitliches Feld reiner Potenzialität*« – Asat

China: »*Universales Feld, aus dem alle Energie strömt*« – Tao oder »*Das große Ganze*« – Wu Chi

Neokonfuzianismus: *Form einer nicht wahrnehmbaren Substanz, durch die die Universalität zu Materie werden kann, wenn sie weit genug verdichtet wird* – Ch'i

Einzelne Physiker haben sich mit der Interpretation der Verhältnisse weitergewagt, und da wird die Geschichte spannend.

Zuerst *de Broglie* (Solvay-Kongress, 1927), dann *Bohm* in England und *Charon* in Frankreich sprechen den Elektronen innerhalb des Vakuums eine gewisse Intelligenz (logisches Handeln) zu.

Bereits der berühmte Physiker *Pauli* sagte hinsichtlich der Atome: »*Atome wissen und behalten, ob sie einem anderen Atom schon mal begegnet sind, und sie wissen, in welchem Zustand andere Atome sich befinden.*« (Pauli, W., 1964)

Bohm und *Charon* sind überzeugt, dass Elektronen leben.

De Broglie konnte damals seine Version nicht etablieren. *Einstein* war gegen das Modell, weil es »nicht-lokal« war, also unabhängig vom örtlichen Geschehen überall und gleichzeitig auftauchen konnte. (Die Nicht-Lokalität wird uns später noch ausführlich beschäftigen.) Heute wissen wir, dass *Einstein* mit seiner Kritik unrecht hatte.

Die Nicht-Lokalität gibt es, und sie wurde erstmals 1982 von *Aspect* in Paris experimentell nachgewiesen.

Zitieren wir zur Elektronenintelligenz nun zuerst *Bohm* und danach *Charon* sinngemäß. (Bohm, 1987, Charon, 1981)

Ein Elektron ist von einer Welle umgeben, die sich mit der Wellenfunktion bzw. der *Schrödinger*-Gleichung beschreiben lässt. Elektron und Feld sind nie getrennt, sondern immer miteinander verbunden. Das Feld wirkt dementsprechend immer und überall auf das Elektron ein. Dabei ist nicht die Intensität des Feldes, sondern nur seine Form ausschlaggebend. Die Form des Feldes wird nicht von der Umgebung eines Elektrons bestimmt, sondern von der Umgebung aller Elektronen. Ändert sich die Form des Feldes um ein Elektron, dann hat das Auswirkungen auf die Form des Gesamtfeldes. Die Form des Feldes der Welle ist deshalb Information, die in jeder dimensionalen Komplexität strukturiert sein kann. Dieses Informationsfeld lenkt die Bewegungen des Elektrons, so wie ein Radarstrahl über den Autopiloten die Bewegung und den Kurs eines Schiffes lenkt. Die gesteuerte, so vorgenommene Bewegung des Elektrons ist gleichzusetzen mit der Bedeutung der Information. Die Bedeutung hat Rückwirkungen auf das Informationsfeld und bestimmt deshalb wiederum die Beziehung aller Elektronen untereinander. Demnach könnten auch Dinge, die weit getrennt voneinander existieren, trotzdem miteinander verbunden sein. Weiterhin würden ihre Wechselbeziehungen vom Zustand des Ganzen abhängen.

Das erinnert an *Sheldrakes* morphogenetische Felder.

Einen gewissen Eindruck der beschriebenen Verhältnisse erhält man bei Betrachtung der Supraleitfähigkeit. Im supraleitenden Zustand bewegen sich Elektronen in einer vollkommen organisierten koordinierten Weise, während sie außerhalb dieses Zustandes ein mehr oder weniger intensives Individualleben führen.

Bohm vergleicht die Verhältnisse mit der Choreografie eines Tanzes.

Die Wellenfunktion im supraleitenden Zustand entspricht einer strengen Choreografieanweisung an eine Ballettgruppe. Diese Anweisung ist Information. Aber der später aufgeführte Tanz ist die Bedeutung der Choreografie. Bereits beim Einüben des Tanzes hatte die jeweilige Aufführung, also die jeweilige Stufe der Bedeutung Rückwirkungen auf die jeweils ausgegebene Anweisung, also auf die Information. Man könnte die sich durch Rückwirkung ändernde Bedeutung und die dadurch sich ändernde Information auch mit Erfahrung und mit Paradigmen gleichsetzen. Um die Analogie eines Balletttanzes noch besser anzupassen, schlägt *Bohm* vor, dass die Choreografie der Wellenfunktion nicht festgelegt ist, sondern vom Anfangszustand der Teilchen abhängt. So kämen die Improvisation und die Intuition ins Spiel.

So, wie *Bohm* die Sache sah (er ist vor einigen Jahren gestorben), hat sie sehr große Ähnlichkeit mit unserer Beschreibung der Verhältnisse.

Bohm meint zu seinen Gedanken: Man muss bereit sein, einige seltsame Ideen abzuwägen, wenn man versucht, etwas Seltsames wie die Quantenmechanik zu verstehen. Sonst muss man sich mit Berechnungen begnügen. Er sagt, sein Modell »*richtet sich gegen die ganze (westliche) Tradition, die davon ausgeht, immer einfacheres Verhalten zu finden, je kleiner die analysierten Teilchen werden. Aber genau das Gegenteil ist der Fall; quantenmechanisches Verhalten unterscheidet sich sehr von mechanischem Verhalten und weist äußerst subtile Eigenschaften auf. Nur große Massen gehorchen den einfachen mechanischen Gesetzen, ebenso wie nur große Menschenmassen einfachen statistischen Regeln gehorchen. Individuell betrachtet verhalten sie sich bei Weitem subtiler.*« (Bohm, 1987)

Wir werden verblüffende Übereinstimmungen von modellhaftem intelligentem Verhalten der Elektronen und ihrem Photonenschwarm mit unseren ganz alltäglichen Gedanken und Erlebnissen feststellen. Natürlich – so wird man sofort entgegenhalten – liegt das daran, dass wir nur menschenbezogen denken können und deshalb auch erlebnisbezogene Analogien aufzeigen können.

Aber dann erhebt sich sofort die Frage: Was, wenn nicht Elektronen- und Quantenteilchen, denkt denn in uns?

Wir bestehen doch, wie oben geschildert aus nichts anderem als fast ausschließlich aus Elektronen und Quanten, die sich im fast 100-prozentigen Vakuum in uns tummeln. Und gleich müssen wir korrigieren, sie tummeln sich eben nicht, sondern sie verhalten sich zielgerichtet äußerst diszipliniert, koordiniert und organisiert, ohne im Geringsten ihre Individualität aufzugeben, also, sie verhalten sich hochintelligent. Wie anders wäre die Organisation von Leben möglich.

Das Elektron verhält sich ganz ähnlich wie wir, wenn wir auf eine Situation reagieren, weil die Elektronen es selbst sind, die in uns reagieren, so die Meinung von dem Physiker *Charon*. Damit das Elektron überhaupt intelligent reagieren und Erfahrungen sammeln kann, muss es eine innere Komplexität aufweisen. *Bohm* fordert dies, *Charon* gibt Indizien dafür.

Charon sagt: »*Das Elektron umschließt innerhalb seines Mikrouniversums einen Raum, der erstens Information zu speichern vermag, zweitens mithilfe einer Art von Erinnerungssystem diese Information in jeder Pulsperiode seines Zyklus wieder verfügbar machen kann und drittens die Fähigkeit besitzt, komplexe Operationen durch Kommunikation und Zusammenarbeit mit den anderen Elektronen des zu bildenden Systems zu steuern.*« (Charon, 1981)

Schließlich kommt er zum Schluss, dass die Elektronen uns Menschen und alle anderen Organismen als Vehikel zur Erfahrungssammlung konstruiert und aufgebaut haben. Denn Erfahrungen, wie wir sie als individueller Mensch sammeln, sind, nuanciert gesehen, einmalig und einem unzusammenhängenden Elektronenkollektiv völlig unmöglich.

Recherchiert man unbefangen innerhalb der Quantenmechanik und der Quantenelektrodynamik, dann gelangt man irgendwann zu der Überzeugung, dass *Bohm* und *Charon* mit ihren – zuerst völlig unwahrscheinlichen – Interpretationen der Wahrheit nahekommen könnten.

Die Gravitation – ein ungelöstes Rätsel

Schwerkraft ist Raumzeit,
Schwerkraft erzeugt Materie,
Materie erzeugt also Raumzeit.

Ein Raum ohne Masse ist nicht existent.
Eine Zeit ohne Ereignis ist nicht existent.
Eine Kraft entsteht erst durch die Wirkung.
Die Ursache der Schwerkraft ist bis heute unbekannt.

Der Physik-Nobelpreisträger *Feynman* sagte dazu: »*Wir verstehen die Kraft, die die Planeten an die Sonne bindet, kaum besser als zu Zeiten, da wir noch glaubten, Engel würden die Planeten verschieben.*«*

Ohne jeden Zweifel ist das Vakuum neben dem Medium für skalare und vektorielle Kräfte auch das Medium für die Gravitation.

Gravitation wurde bisher in der klassischen Physik als alleinige Eigenschaft der Masse angesehen. Sobald Masse da ist, ist auch Raum da, und dann gibt es Gravitation, sagt die Relativitätstheorie. Materie bestimmt die Raumzeit, und Raumzeit bestimmt die Bewegung der Materie.

Nach *Woltersdorf* ist Gravitation eine Eigenschaft des Kosmos. Er gibt uns die Vorstellung von der Hülle des Kosmos als Ballon. Darin wird gleichmäßig nach innen

---

* Feynman, R.P., 1965: The Character of Physical Law. The M.I.T.Press, Cambridge, London.

ein Druck abgegeben, der sich an jedem Punkt des Kosmos wieder aufhebt, solange keine Massen vorhanden sind. Eine Körpermasse, frei und ohne Nachbarn im Kosmos, wird von allen Seiten und aus allen Richtungen gleichmäßig bestrahlt und kann deshalb den Druck nicht kinetisch ausnutzen. Unser Planet wird von der Gravitation nicht zusammengedrückt, da die Erdmaterie – wie ich bereits dargestellt habe – fast vollständig aus Vakuum besteht, und dort »weht« die Gravitation hindurch.

Kommt ein anderer Körper in die Nähe, so schirmen sich die Körper gegenseitig die Druckstrahlen ab, es entstehen quasi Druckschatten, und diese Schatten werden immer intensiver, je näher die Körper zueinanderkommen. Der Druck wirkt also ungebremst nur noch auf den nicht druckbeschatteten Außenseiten der Körper. Das Resultat ist analog einer Anziehung. Auch so lässt sich das Phänomen Schwerkraft erklären.

Gravitation ist immer und überall im Universum vorhanden, sie wirkt 10^{26} m weit, d.h. unbegrenzt. Gravitation ist aber – genauso wie das Elektron mit seinem Photonenschwarm – erst existent, wenn sich irgendetwas Geeignetes in den Weg stellt. Im Fall der Gravitation sind es die Atomkerne. Die Atomkerne sind die Agenzien der Masse. Masse entsteht einerseits erst durch Wechselwirkung der Atomkerne mit der Gravitation, Gravitation entsteht andererseits erst durch Auftreffen auf die Masse. Das Gewicht dieser Masse ist, wie wir wissen, ebenfalls die Folge der gravitatorischen Wechselwirkung, man nennt das dann Schwerkraft.

Jedes Teilchen ist ein Gravitationsindikator, jedes Teil-

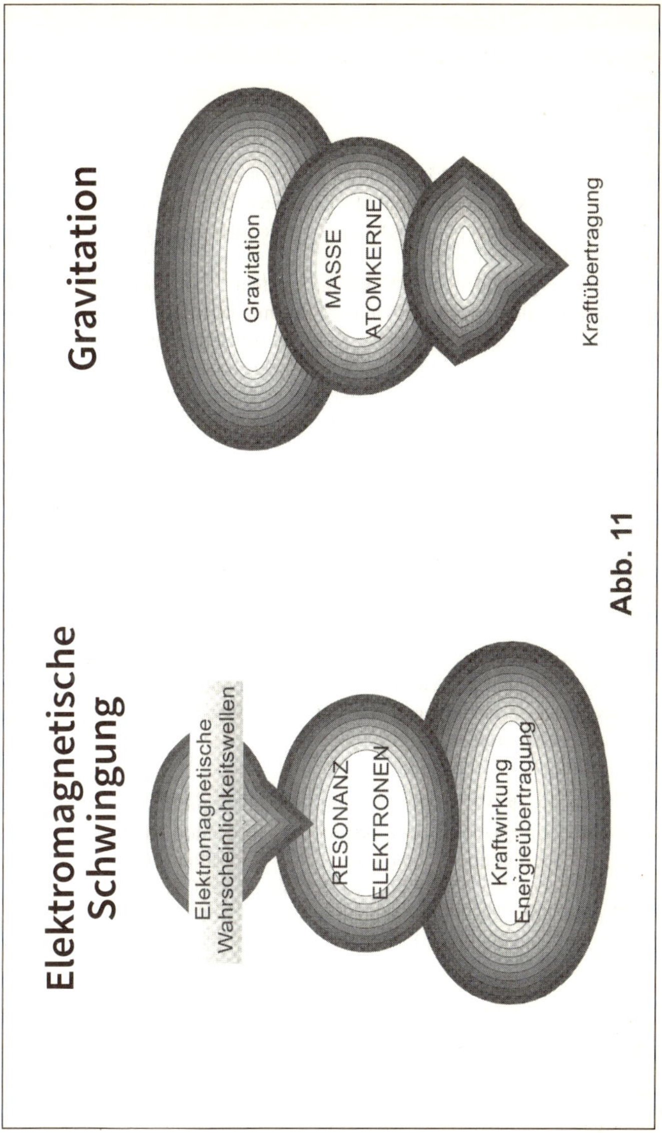
Elektromagnetische Schwingung
Elektromagnetische Wahrscheinlichkeitswellen
RESONANZ
ELEKTRONEN
Kraftwirkung
Energieübertragung
Gravitation
Gravitation
MASSE
ATOMKERNE
Kraftübertragung

Abb. 11

chen wird von universeller Gravitation beeinflusst, jedes Teilchen wirkt über das Medium Gravitation auf jedes andere Teilchen.

Wenn man exakt das Gewicht einer Masse angeben will, dann muss man zur Schwerkraft noch die Erdrotation und die damit verbundene Zentrifugalkraft dazurechnen. Die Korrektur durch die Zentrifugalkraft beträgt 2 Promille von der Schwerkraft. Die Gewichtrichtung stimmt nur am Äquator und am Pol mit der Schwerkraft überein.

Für das Phänomen der Trägheitskraft gibt es mehrere Erklärungsversuche, aber bis heute keinen gültigen Mechanismus. Der neueste Ansatz dafür passt in unser Konzept. Trägheit ist ursächlich ein elektromagnetisch entstehender Widerstand, der aus der Verzerrung des Nullpunktenergiefeldes im Vakuum entsteht. Demnach erzeugt die beschleunigte Bewegung im Vakuum ein magnetisches Feld und darauf aufbauend die Lorentzkraft. Diese Kraft im subelementaren Bereich wirkt der Beschleunigung makroskopischer Objekte entgegen. Je mehr Masse betroffen ist, desto mehr Teilchen werden vom Magnetfeld abgelenkt und umso stärker ist also die Trägheitskraft. Diese Version erscheint schlüssig.

Da es einerseits um die Atomkerne herum nur Vakuum gibt und andererseits die Gravitation an den Atomkernen angreift, muss die Gravitation also das Vakuum durchdringen und im Atomkern zu 100 Prozent absorbiert werden.

Wenn die Schwerkraft auf die Atomkernmassen wirkt, dann müssen leichte und schwere Massen unterschiedliche Fallgeschwindigkeiten aufweisen. Wir wissen, dass dies nicht der Fall ist. Verständlich wird das laut *Woltersdorf* nur dann, wenn die Eigenbewegung der Gravitation selbst unendlich groß ist.

Nun ergeben sich die Fragen: Warum können Atomkerne mit Gravitation wechselwirken? Welche Rolle spielt die Gravitation im Vakuumraum? Gibt es Verbindungen zwischen den Urkräften Gravitation und elektromagnetischer Kraft? Was ist das Wesen der Gravitation? Spielt die Gravitation über die Schwerkraft hinaus eine Rolle für das Leben, also auch für uns und die Natur?

So erstaunlich es klingt, keine dieser Fragen ist heute verbindlich beantwortbar. Deshalb ist es erlaubt, plausibel zu spekulieren.

Selbstverständlich geht die Wissenschaft davon aus, dass die Gravitation eine Energie ist wie die anderen Urkräfte, also Wellenform hat. Deshalb muss diese Energie gequantelt sein, die kleinste Einheit ist dann das Graviton. Aber trotz größter Bemühungen lässt sich ein Graviton nicht isolieren, und Gravitationswellen lassen sich auch nicht nachweisen.

Die Gravitation ist einfach potenziell vorhanden, überall, und sie wirkt von allen Seiten. *Einstein* schlug vor, dass Gravitation identisch ist mit Raumzeit. Seither gilt dieses Postulat als unumstößlich. Aber in seinem letzten Buch »Aus meinen späten Jahren« wurde deutlich, dass *Einstein* mit seiner Theorie selbst nicht zufrieden und bereit war, alles zu verwerfen.

Tatsächlich passt die Gravitation nirgendwohin. Alle Kraftfelder erstrecken sich in Raum und Zeit, aber ist Gravitation wirklich die Raumzeit selbst, wie *Einstein* postulierte?

Woltersdorf bezweifelt dies und hat sich revolutionäre Gedanken gemacht:

Quantelung, Wellenform und Wellenlänge, Geschwindigkeit gleich Raum × Zeit (Raum betrifft die Wellenlänge, Zeit betrifft die Häufigkeit der Schwingungen pro Sekunde) – alle diese Größen bedingen einander. Alle wellenförmigen und gequantelten Energien haben ihren Ursprung im Atom und wirken auch nur auf Atomkomponenten einschließlich Elektronen zurück. Die Gravitation wirkt ausschließlich auf den Atomkern mit 10^{-13} cm^3 Volumen. D.h., nach klassischer Meinung müsste sie als Energieschwingung in Resonanz mit Untereinheiten dieses Volumens liegen, ansonsten wäre keine Wechselwirkung möglich. Die Ausmaße dieses Volumens sind aber so klein, dass der Wirkungsquerschnitt der dazugehörigen Wellenlänge der »Gravitationsstrahlen« kleiner als 10^{-13} cm sein müsste. Das ist aber eine nicht mehr unterschreitbare Größe, und deshalb kann die Gravitation keine wellenförmige Bewegung haben. Es gibt also keine Resonanz, und dementsprechend gibt es im Atomkern auch keinen Zufluss oder Abfluss von gravitatorischer Energie.

Da die Gravitation im universalen freien Raum überall gleichförmig potenziell vorhanden ist und keiner Veränderung durch Energie- oder Kraftaufwand unterliegen kann, ist die Geschwindigkeit unendlich groß, und – erstaunlich genug – das ist identisch mit Stillstand.

Stillstand = unendlich schnell, das kann deshalb sein, weil die Faktoren Raum und Zeit beide unendlich sind, und das wiederum ergibt, dass Gravitation raumzeitlos ist.

Eine unendlich schnelle Gravitation ist gleichzeitig überall; aber wenn es keine Schwingung wie im Fall der

Gravitation gibt, dann ist es so, als ob man auf einem Wellenkamm reitet: Man bemerkt dort keine Geschwindigkeit, keinen Raum, keine Zeit. Aber mit diesen Eigenschaften wäre die Gravitation keine Energie, da sie infolge fehlender Schwingungseigenschaften auch keine Quantelung zeigt.

Da Gravitation nach dieser Anschauung wellenlos und raumzeitlos ist, gibt es auch keine Raum-Zeit-kontinuierliche Kausalität von Ursache und Wirkung.

Die Gravitation ist ein gewaltiges Nichts und Alles, wie *Woltersdorf* es ausdrückt.

Und nun haben wir den Ärger: Die Gravitation hat zwar die Physik hervorgebracht, und wir alle kommen direkt nach unserer Geburt mit der Erfahrung von Masse und Gewicht in Berührung, aber aus allem vorher Dargestellten ergibt sich: Die Gravitation ist keine physikalisch behandelbare Größe. Sie ist außerphysikalisch *(Woltersdorf)* und steht trotzdem in unmittelbarer Beziehung zur Materie, also zur Masse und zur Energie. Damit könnte der Gravitation noch mehr Bedeutung zukommen als bisher berücksichtigt, auch im Hinblick auf derzeit noch ungeklärte Phänomene. Das wollen wir uns genauer ansehen.

Masse und Spin

Die Bausteine der Materie, also die Atomkerne und die Elektronen, existieren seit Milliarden Jahren, so lange drehen auch ihre Spins. Sie werden auch für alle erdenklichen Zeiten weiterdrehen, denn Protonen leben 10^{31} Jahre, und Elektronen sind unsterblich.

Alle subatomaren Teilchen haben die Eigenschaft eines Spins, am auffälligsten Elektronen, aber auch sämtliche kraftübertragenden Botenteilchen und Quarks.

Viele Rätsel ließen sich lösen, wenn man den Sinn und Zweck des Spins der Elementarteilchen verstünde.

Das Wort Spin kommt von *to spin* (engl.) sich drehen, rotieren. Der Spin eines Teilchens kennzeichnet den Drehimpuls. Es ist die Quantenversion der Rotation und ist gleich einer Größe, die völlig analog zur inneren Energie eines Teilchens ist. Falls ein betrachtetes Teilchen als zusammengesetzt aufzufassen ist, dann ist die Summe aller Bahn- und Spindrehimpulse entscheidend.

Dementsprechend führen alle Prozesse, die mit einer Änderung der inneren Energie, also mit Teilchenumwandlungen oder Impulseinflüssen verbunden sind, zu Spinänderungen.

Die Masse und der Spin charakterisieren immer eine Teilchensorte. Sie ergeben auch das elektrische und magnetische Dipolmoment

Alle Naturkräfte, wahrscheinlich außer der Gravitation, sind verschiedene Kombinationen aus Masse und Spin. Die Masse bestimmt die Reichweite der entsprechenden Kraft. Je stärker die Kraft, desto geringer die Reichweite. Botenteilchen, wie Photonen und andere Quanten, haben keine Massen und können deshalb über das gesamte Universum Kräfte übertragen. Ist der Spin des Teilchens ganzzahlig (Photon, Gluon) oder 0, dann ist die Kraft anziehend, ist er halbzahlig, dann ist die Kraft abstoßend. Teilchen mit ganzzahligem Spin sind oftmals pure Kraftüberträger, Teilchen mit halbzahligem Spin sind bereits Materieteilchen. Spins bauen Moleküle auf.

Die Frage ist, warum es überhaupt mithilfe von Atomkern und eingefangenen Elektronen zum Aufbau ganz spezifischer Moleküle im Organismus kommen kann.

Die Moleküle, die nach den Angaben der DNA aufgebaut werden, müssen in der Regel außerordentlich breite Spektren von Resonanzlinien aufweisen, um sich möglichst umfassend mit den elektromagnetischen Nachrichten, die sie umstrahlen, auseinandersetzen zu können. Dafür werden zickzackförmige und schraubenförmige Antennen- und Sendergebilde produziert, wie die typischen Helixproteine. Damit das funktioniert, werden dem Organismus aus der Natur heraus in der Nahrung, vollkommen exklusiv, linkshändige Aminosäuren (L-Aminosäuren) und rechtshändige Kohlenhydrate (D-Zucker) angeliefert. Man bezeichnet diese Merkmale als Händigkeit oder Chiralität (Genaueres siehe: »Der Mensch und die 3. Kraft«).

Es ist bisher ein vollkommenes Rätsel, warum in der Natur nicht auch die Partnermoleküle, also rechtshändige Aminosäuren, gebildet und verwertet werden. Man weiß allerdings, dass rechtshändige Aminosäuren nicht zu den benötigten Antennengebilden aufgebaut werden können.

Hinweise zur Lösung dieses Rätsels gibt es neuerdings. Und diese Hinweise verblüffen jeden, denn offensichtlich sind für diesen einmaligen und wichtigen Faktor der Chiralität winzige Energiegrößen in Größenordnungen von 0,000000000000000001 eV (10^{-18} eV) verantwortlich, denen man früher nie eine so entscheidende Wirkung zugetraut hat.

Sehen wir uns das genauer an, denn der Prozess ist ein deutliches Indiz dafür, dass kleinste Energiebeträge, an

Schlüsselpositionen angreifend, immense Auswirkungen haben können.

Für die Anziehungskraft zwischen Atomkernen und Elektronen ist nicht nur, wie es naheliegt, die Coulombsche Anziehungskraft (Proton +-Ladung, Elektron –Ladung; plus und minus ziehen sich an) verantwortlich, sondern auch die Elektroschwache Wechselwirkung. Diese Elektroschwache Wechselwirkung ist millionenfach kleiner als die Coulombsche Kraft und hat nur eine sehr kurze Reichweite, kleiner als der Durchmesser eines Protons. Bei dieser eigenartigen Wechselwirkung zwischen dem Atomkernteil, dem Nukleon, und dem Elektron gibt das Elektron seine elektrische Eigenladung an das Nukleon ab und nimmt selbst einen ungeladenen Zustand an. Aus dem Proton wird ein Neutron, und aus dem Elektron wird ein Neutrino.

Trotz ihrer Winzigkeit bewirkt die Kraft eine ungewöhnliche räumliche Asymmetrie, indem sie eine besondere Verknüpfung zwischen Spin und Impuls veranlasst. Die schwache Wechselwirkung unterscheidet objektiv und ohne Kompromiss zwischen rechts und links – die Spiegelsymmetrie der Natur ist damit gebrochen. Für den »Sturz der Parität« im Naturgeschehen gibt es keine Erklärung. Wirksam wird dabei nur der Teil der Wellenfunktion, bei dem die Elektronenwellen die Atomkerne überstreichen. Die schwache Paritätsäquivalenz verletzende Wechselwirkung, wie der Vorgang physikalisch exakt heißt, gibt oder nimmt den händigen Molekülen einen Energiebetrag, der ca. 13 Größenordnungen unterhalb aller gewöhnlich vorkommenden Energiedifferenzen liegt. Das ist nach *Rein* etwa so viel, als wenn man den Staatshaushalt um einen

Pfennig erhöht oder erniedrigt. Dieser winzige Betrag ist der Ursprung der lebensnotwendigen Helixstrukturen der Proteine.

Ohne diese Seltsamkeit würden die Lebewesen auf der Erde, so wie sie konstruiert sind, nicht existieren können. Auch wir Menschen nicht.

Heute ergeben sich Probleme.

Man hatte schon früh entdeckt, dass bestimmte Magnetfelder, zusammen mit bestimmten elektromagnetischen Schwingungen, die Händigkeit der Moleküle vertauschen können. Aus linkshändigen werden dann rechtshändige Aminosäuren.

Dafür geeignete Felder und Schwingungen verbreitet auch die Technik innerhalb unseres Lebensraumes, und das kontinuierlich stärker.

Haben sich aufgrund dieser Einwirkungen innerhalb unseres Körpers erst einmal die falschen Händigkeiten gebildet oder haben wir mit der Nahrung falsche Händigkeiten in unseren Körper eingebracht, dann haben wir ein unlösbares Problem. Denn nichts in unserem Körper ist imstande, diese falschen Aminosäuren, die sich zu falschen nichtsnutzigen Proteinen aufbauen, wieder aus dem Körper herauszubringen. Dieses Unvermögen der Organismen kommt zustande, weil

1. auch die für den Abbau zuständigen Enzyme (als Proteine) auf linkshändige Aminosäuren angewiesen sind, um aufgebaut zu werden und, weil
2. die richtigen mit linkshändigen Aminosäuren aufgebauten Enzyme nur Proteine mit gleicher Händigkeit

über ihre Antennen erkennen; die falschen Proteine senden falsche Signale, die von normalen Enzymen nicht erkannt werden.

Was passiert also mit der Invasion falscher Proteine?

Sie werden abgelagert. Am häufigsten dort, wo sie mit einem starken Blutstrom hingespült werden, wie in das Gehirn. Das Gehirn wird mehr vom Blutstrom durchspült als die meisten anderen Organe, weil die Nervenzellen im Gehirn sehr viel Glukose benötigen, um unsere Tagesleistungen zu bewerkstelligen. Das abgelagerte Protein wird natürlich auch nicht mit Energie versorgt (phosphoryliert), um seine Struktur aufrechtzuerhalten, es verändert sich zu einer undifferenzierten schmierigen Masse und verklebt zusammen mit angelagertem Zucker und anderen Substanzen die Nervenbahnen im Gehirn. Der Organismus zeigt schließlich Ausfälle und quält sich, bis auch die lebenserhaltenden Funktionen betroffen sind.

Ist das die Ursache für Alzheimer-Erkrankungen und etwa auch für Multiple Sklerose?

Sind vielleicht Proteine, die sich ganz ähnlich benehmen und die wir Prionen nennen, identisch mit falscher Chiralität?

Beruhen also BSE-Erscheinungen auf falsch-händigen Aminosäuren und falsch zusammengesetzten Proteinen? Ist etwa der Auslöser dafür in der technisch hochbestrahlten Umwelt, z.B. die Hochspannungsleitungen über der Weide, die elektrischen Melkmaschinen im Stall, zu finden?

Alles reine Spekulation; der Verdacht ist leicht auszuräumen, wenn man sich die Struktur der Prionen genauer ansieht.

Atomkerne sind Energiewirbel

Man wusste schon lange: Schwere Teilchen, wie Protonen und Neutronen, stellen Verdichtungen elektromagnetischer Felder dar, deren Verdichtungsgrad deutlich größer als der von anderen Teilchen wie Photonen oder Elektronen ist.

Wenn nun 2 Protonen sich auf eine Distanz von 10^{-13} cm nähern, dann verflechten sich ihre Kraftfelder miteinander. Die Teilchen sind sozusagen fest verklebt. Da die Kraftfelder eine Folge des Spins sind, kann man ursächlich auch die Zusammenlegung der Spins für den Atomkernaufbau verantwortlich machen. Aus Teilspins wird der Gesamtspin eines Nukleons.

Man versucht heute, den Atomkern durch höchstenergetischen Teilchenbeschuss in Untereinheiten zu zerlegen, um Aussagen über die kleinsten Teilchen der Materie zu erhalten. So sind die Quarks entstanden, von denen man annahm, sie wären das Kleinste, was es gibt – falsch gedacht. Die heute bekannten kleinsten Partikel sind die Tohus und Wohus (benannt nach dem hebräischen Wort Tohuwabohu; übersetzt: wüst und leer).

Man denkt bei diesem Vorgehen immer in Kategorien von Teilchen und übersieht dabei möglicherweise die Energiewirbelfraktion; Teilchen bilden sich allein durch die Messung. Meiner Überzeugung nach wird durch Beschuss des Atomkerns gequantelte Energie immer freigesetzt, egal wie hochenergetisch man darangeht. Wenn man immer hochenergetischer einwirkt, dann werden sich immer noch kleinere Energieportionen abspalten lassen. Es wird sich eine fast endlose Kette von Teilchen hervorzaubern lassen, da der Gesamtwirbel in fast beliebig viele Teilwirbel aufgespalten werden kann.

Diese sogenannten elementaren Teilchen existieren bei der Messung nur für winzige Bruchteile von Sekunden und zerfallen dann wieder in ihren Wahrscheinlichkeitszustand als Energiewirbel mit einer sehr hohen Schwingungsfrequenz.

Bei der Betrachtung des Organismus brauchen wir uns mit der gewaltsamen Zerstörung des Atomkerns nicht weiter aufzuhalten.

Der typische Atomkern, der Baustein von uns ist, lässt sich also als Nukleon-Spin beschreiben mit ca. 10^{22} Umdrehungen pro Sekunde. (*Woltersdorf* rechnet vor, dass diese Umdrehung einer Geschwindigkeit von 150 000 km/sec entspricht, wenn man sie auf eine Ebene abrollt.)

Woher kommt die Energie für die Spins?

Atomkerne sind größtenteils uralt, mehrere Milliarden Jahre. Den Spin besitzen sie seit ihrer Geburt im Chaos der Entstehung der Welt. Aber woher kommt er?

Wir wissen bereits, dass der Atomkern der Ort des Gravitationseinflusses ist.

Neu ist nun die Idee: Spins der Atomkerne (immer rechtsherum drehend) sind eingeprägte Gravitationswirbel, die zu einer Zeit entstanden sind, als bei der Geburt des Universums das Gravitationsfeld mit unendlicher Geschwindigkeit an eine Kosmosbegrenzung stieß *(Woltersdorf)*.

Und wie wird der Spin aufrechterhalten?

Ebenfalls durch die Gravitation. Wenn der Spin tatsächlich durch die Gravitation aufrechterhalten wird, dann müsste dort, wo die Gravitation durch große Nukleonanhäufungen abgeschattet wird (Schwerkraft), etwas passieren. Der Spin müsste dort eine langsamere Umdrehung als 10^{22}/sec zeigen und den dadurch entstehenden Energieverlust abstrahlen. Diese Abstrahlung müsste dann das sein, was wir als radioaktive Strahlung kennen.

Schon sind wir wieder mitten in der gewohnten Physik, denn alles, was jetzt mit dem Spinimpuls weiter passiert, also die gequantelte Abgabe oder Aufnahme radioaktiver Strahlung und Energie, ist mit dem heutigen Wissen erklärbar.

Nach dieser Anschauung, die maßgeblich von *Woltersdorf* geprägt wurde, ist die Gravitation eine Art Ur-Energie. Sie breitet sich wellenlos aus und hat damit den geringsten Widerstand in Massen.

Hat also Theodor *Kaluza* 1921 bereits alles durchschaut, als er bemerkte: *»Es gibt nur Gravitation«?* (Appelquist, 1987)

Verlangsamung der Zeit durch Gravitation ist eines der Prinzipien der Allgemeinen Relativitätstheorie. Sie sagte voraus, dass Entfernungen und Zeiten in Abhängigkeit von der Geschwindigkeit der Bewegung eines Beobachters größer oder kleiner werden.

Damit sind wir nochmals zu den Ideen *Einsteins* zurückgekehrt.

Wird Lichtgeschwindigkeit erreicht, eskaliert die Raumzeit-Verzerrung ins Grenzenlose. Überlichtgeschwindigkeit heißt, Raum und Zeit vertauschen sich; Raum wird Zeit, und Zeit wird Raum. Damit würden Objekte in die Vergangenheit transferieren. Nach *Einstein* ist die Verzerrung (Krümmung, Verbiegung, Stauchung) von Raum und Zeit identisch mit der geheimnisvollen Gravitation. Demnach werden Raum- und Zeitzerrungen auch durch Gravitation ausgelöst.

Das heißt, die Zeit fließt in dem obersten Geschoss eines Wolkenkratzers schneller als im Keller. Atomuhren können das messen. Heute weiß man von Neutronensternen, dass mithilfe der Gravitationseffekte der Raum (besser: die Raumzeit) tatsächlich gekrümmt wird. Ein Schrumpfen der Entfernung geht Hand in Hand mit einer Streckung der Zeit. Auf dem Neutronenstern läuft die Zeit nur halb so schnell wie auf der Erde. In einem Schwarzen Loch potenziert sich dieser Effekt, sodass die Zeit praktisch still steht und der Raum rund wird.

Laut *Charon* ist die Masse eines Elektrons so dicht gepackt, dass hier die Verhältnisse eines Schwarzen Lochs mit allen seinen Raumzeit-Besonderheiten erfüllt sind.

Was hat Gravitation mit elektromagnetischer Energiezufuhr zu tun?

Kernkräfte sind spinabhängig. Die relative Einstellung des Nukleonenspins ist empfindlich für Energieeinstrahlungen, insbesondere bei Resonanz zur Larmorfrequenz. (Das ist die Frequenz, die die Bewegung der Spinachse um die magnetische Feldrichtung kennzeichnet – die Lamorpräzession).

Gravitation ist beteiligt an der Leihausgabe virtueller Photonen (und Mesonen) durch folgende Kaskade:

Anregung des Atoms bedeutet höhere Frequenz, das heißt mehr Energie, das heißt mehr Masse, mehr Gewicht. Daraus ergibt sich erhöhte Gravitationswirkung, also erhöhte Schwerkraftswirkung.

Jetzt kommt eine relativistische Eigenschaft ins Spiel: Gravitation verlangsamt die Zeit.

Stärker verlangsamte Zeit (wegen erhöhter Gravitationswirkung) verlangsamt auch die Frequenz der Vibration des angeregten Atoms.

Daraus folgt ein Rückgang der Anregungsenergie des Atoms (nicht bis auf Ausgangszustand, aber wirksam) – eine rückgekoppelte Stabilisierung?

Wenn wir einem Atom Energie zuführen und dadurch eine Spinänderung hervorrufen, läuft also unweigerlich die aufgezeichnete Kaskade ab: Anregung durch HF-Einstrahlung = Energieaufnahme (Spinänderung) = Massenzuwachs = Gravitationseffekt: größere Schwere = Verlangsamung der Zeit = Rotationsfrequenz reduziert = weniger Eigenenergie (weniger Anregungsenergie auf Nachbarteilchen) = Massenabnahme – usw., also Rückkehr Richtung Ausgangszustand des Spins.

Diese Kaskade macht deutlich, wie bei jeder Energiezufuhr unter Berücksichtigung der Gravitationseffekte eine

Art Selbststabilisierung stattfindet. Zwischendurch ist etwas Registrierbares geschehen: Änderung der Frequenz bewirkt Änderung der Schwerkraft.

Dieses Modell hat eine experimentelle Unterstützung. *Peschka* vom Deutschen Institut für Luft- und Raumfahrt stellt aufgrund seiner Versuche fest: »*Bestimmte, sehr schnelle elektromagnetische Schwingungen könnten die Schwerkraft verändern.*« (Peschka, 1989)

Die anregende Energie braucht nicht elektromagnetisch zu sein, auch akustische Hochfrequenz bewirkt das Gleiche.

Das Postulat dieses Effekts geistert schon sehr lange in der Sekundärliteratur umher und wird häufig zitiert nach dem Nobelpreisträger ***de Broglie:*** »*Gelingt es, ein elektrostatisches Feld durch ein Magnetfeld in eine Umdrehung von annähernd Lichtgeschwindigkeit zu versetzen, so wird Antigravitation erzeugt.*« (Charroux, 1990)

Möglicherweise passt das in die Öffentlichkeit gelangte Versuchsergebnis von *Podkletnow*, Physiker der Technischen Universität Tampere, auch in diese Rubrik. Ein rotierender Ring oberhalb einer üblichen magnetischen Anordnung zur Erzeugung von Supraleitfähigkeit verliert bis 2,1 Prozent an Schwerkraft. Die Ursache dafür können nicht Abstoßungskräfte sein, da der Effekt unabhängig davon war, wie hoch über der Anordnung sich der rotierende Ring befand. Sogar im darüberliegenden Stockwerk blieb der Effekt erhalten. *Podkletnows* These dazu ist, dass die Apparatur auf irgendeine Weise die Schwerkraft abschirmt. Eventuell zeigt der Effekt die von *Einstein* vorausgesagte gravitomagnetische Kraft. (Podkletnov, E., Nieminen, 1992)

4 Das Bewusstsein steuert die Materie

Auch unser Gehirn mit allen Eigenschaften funktioniert wegen der Kraftwirkung durch Quantenaustausch. Es ist schon erstaunlich genug, dass wir aufgrund unseres freien Willens z. B. den Arm heben können, also Materie dirigieren.

Darüber hinaus gibt es Ergebnisse aus Experimenten, die geradezu verblüffen.

Wir wissen inzwischen: Alle subatomaren Teilchen haben die Eigenschaften eines Spins, so auch Elektronen und Quarks.

Die Achse des Spins zeigt in eine Richtung, die man bestimmen kann.

Doch bei derartigen Messungen passieren merkwürdige Dinge *(Davies)*:

Der Experimentator baut ein magnetisches Feld auf und legt damit eine bestimmte Richtung der Spins fest.

Relativ zu dieser Referenzrichtung sollen die Richtungen anderer Spinachsen ohne Feld bestimmt werden.

Wenn der Versuchsleiter nun misst, zeigen die Achsen

»zufällig« genau in dieselbe Richtung, die vorher von ihm als Referenz innerhalb des aufgebauten Feldes festgelegt wurde. Der Experimentator wiederholt die Messung mehrfach, aber immer wieder zeigen die Achsen parallel zum Feld.

Er baut daraufhin das magnetische Feld mit neuer Richtung auf, aber nun zeigen die Achsen der untersuchten Teilchen ebenfalls in die neue Richtung. Die vorgenommene Drehung ist also von den Teilchen nachvollzogen worden.

Das Teilchen scheint demnach die Absicht des Experimentators zu kennen und wählt entsprechend immer die Richtung, die vorher als Referenz willkürlich festgesetzt wurde.

Als Ausweg aus dieser eigenartigen Situation baut der Forscher zwei verschiedene Referenzrichtungen auf und möchte die Richtung der festzulegenden Spinachsen relativ zu beiden Referenzen angeben. Es ist unmöglich, dass das Teilchen zwei verschiedene Richtungen gleichzeitig einnimmt, also möchte er den Winkel registrieren, den die Spinachse relativ zur Mitte beider Referenzrichtungen einnimmt.

Aber wieder wird er ausgetrickst: Die gemessene Spinachse zeigt zuerst in Richtung der 1. Referenzrichtung, dann in Richtung der 2. Referenzrichtung, dann wieder in Richtung der ersten und so weiter.

Die Interpretation dieser Versuchsergebnisse, die *Davies* – ein bekannter englischer Physiker, Schüler von *Hawking* – gibt, mutet magisch an:

Davies sagt: »*Wenn der Spin eines Teilchens auf ewig dazu bestimmt ist, der zufälligen Wahl einer Vorzugsrichtung durch einen Experimentator zu folgen, dann dringt auf diese Weise der freie Wille eines Physikers in die Mikrowelt ein. Die unheimliche Sklaverei, die alle mit Spin ausgestatteten Teilchen zwingt, den vom Experimentator festgelegten Winkel einzunehmen, erweckt den Eindruck, als ob der Geist die Materie beherrsche.*« (Davies, 1986)

Wir müssen herausfinden, wie so etwas funktioniert.

Zuerst einmal fragt man sich:
Wie kann etwas, das in meinem Gehirn als Gedanke wirkt, eine Funktion außerhalb meines Körpers steuern?

Die Antwort steht noch aus, aber der Effekt erinnert an das, was bereits Einstein die geisterhafte, spukhafte Fernwirkung nannte, heute bekannt als die »Nichtlokalität«.

Einstein, Podolsky, Rosen (EPR), diese drei Kollegen, hatten sich 1935 ein Experiment ausgedacht; *John Bell* hat später, 1964, die Theorie für dieses Experiment beigesteuert (Bellsche Ungleichung), aber erst 1982 konnte der Versuch durch eine Pariser Arbeitsgruppe um *Aspect* herum positiv vollendet werden. Heute ist das Experiment bereits häufig in verschiedenen Variationen reproduziert worden und gehört erwiesenermaßen zum Forschungsalltag.

Die Ergebnisse der Versuche muten ebenfalls magisch an, sie haben der Quantenmechanik heute wieder großen Auftrieb gegeben.

Nichtlokalität

Sobald die Wellenfunktion durch einen bewussten Beobachter zusammenbricht, passiert dies überall, im Prinzip sogar an entgegengesetzten Enden des Universums. Hat die Wellenfunktion die potenzielle Kraftwirkung von zwei Teilchen, so entstehen beim Zusammenbruch die beiden Teilchen gleichzeitig, wobei Teilchen 1 hier während einer Messung entsteht und das dazugehörige Teilchen 2 vielleicht am anderen Ende der Welt ohne Messung (geisterhafte Fernwirkung, wie *Einstein* sagte).

Naturgesetze sind nicht für Teilchen da, sondern für Felder.

Einstein: »Was sich unseren Sinnen als Materie darstellt, ist in Wirklichkeit eine hohe Konzentration von Energie auf relativ kleinem Raum.

Wir können Materie als Bereiche im Raum betrachten, wo das Feld extrem stark ist …

In unserer neuen Physik gibt es keinen Platz für beide – Feld und Materie; das Feld ist die einzige Wirklichkeit.« (www.origines.de)

Jedem Punkt des leeren Raumes sind Wahrscheinlichkeiten zugeordnet. Jedes Feld ist eine Anregung des leeren Raumes.

Wahrscheinlichkeiten von Eigenschaften weit auseinanderliegender Gebiete sind offensichtlich untereinander verschränkt.

Aktionen in einem Gebiet lösen in demselben Augenblick Wirkungen in dem anderen verschränkten Gebiet aus, ohne dass ein Mechanismus bekannt ist, der diese Wirkungen überträgt.

Sobald »Verschränkungen« durch Kollabierung einer Wahrscheinlichkeit lokal in »Verfestigungen« umgewandelt sind, gibt es keine Verschränkung mehr, das quantenmechanische System verliert seine Kohärenz. Tatsachen sind entstanden, im Menschen oder woanders.

Einstein während eines Seminars in Princeton bei *John Wheeler: »Wenn eine Maus das Weltall anschaut, ändert das den Zustand des Weltalls.«*

Schon vorher hatte er an *Max Born* geschrieben: *»Der Gedanke ... ist mir unerträglich. Sollte sich die herrschende Interpretation als richtig erweisen,»dann möchte ich lieber Schuster oder Angestellter in einer Spielbank sein als Physiker.«* (Born, 1983)

Die Interpretation hat sich als richtig erwiesen.

Nun müssen wir herausfinden, warum die Nichtlokalität funktioniert.

Ein Experiment mit weitreichenden Folgen

Im National Institute of Standards and Technology in Boulder, Colorado (NIST) wurden Beryllium-Ionen in einem Behälter energetisch angeregt. Dafür wurden die Ionen mit Radiowellen 256 msec bestrahlt. Diese Zeitspanne wird gewählt, weil danach die Ionen mit 100-prozentiger Wahrscheinlichkeit alle angeregt sind. Andere Quanten haben andere spezifische Zeiten.

Die Ionen entscheiden sich aber für einen höheren Anregungszustand erst in dem Augenblick, in dem sie beobachtet werden, also z. B. gemessen werden. Dies wurde mit einer ausgeklügelten Lasertechnik vorgenommen.

Das Ergebnis der Messungen war voller Überraschung: Warfen die Wissenschaftler bereits nach 128 msec einen Blick auf die Ionen, so waren erwartungsgemäß etwa die Hälfte der Ionen angeregt; warfen sie aber viermal in gleichen Zeitabständen innerhalb 256 msec einen kurzen Blick auf die Ionen, so war nur noch ein Drittel der Ionen angeregt, zwei Drittel bleiben dagegen so, als ob keine anregenden Maßnahmen vorhanden wären. Wurde sogar 64-mal in den Behälter geschaut (alle 4 msec), so hatten nur ganz wenige Ionen die Anregung angenommen, fast alle blieben im Ruhebereich, und das, obwohl der reine Absorptionsvorgang der Radiowellenenergie in kürzester Zeit erledigt ist.

Wie ist das möglich?
Der Grund für dieses merkwürdige Verhalten hat Konsequenzen für unser tägliches Leben, insbesondere für die Psychosomatik.

Ein Ion muss sich, wenn es beobachtet wird, entscheiden, welche der vorgegebenen Quantenanregungsstufen es einnehmen wird. Entscheidungshilfe für die Stufen ist die Wahrscheinlichkeitswelle, die sich im Behälter ausbreitet.

Wird zu häufig (hier alle 4 msec) beobachtet, dann hat die Wahrscheinlichkeitswelle nicht genügend Konzentration, um sich von einer Anregungsstufe zur nächsten zu begeben. Sie kollabiert infolge der Beobachtung immer wieder und befindet sich deshalb nach Ablauf der Versuchszeit immer noch auf der Grundstufe. Nach 4 msec kann laut Wahrscheinlichkeit nur ein Ion von 10 000 Ionen die Anregungsstufe erreichen. Wenn alle 4 msec beobachtet wird, dann hat kaum ein Ion eine Chance, die nächste Anregungsstufe zu erreichen, da das nur unbeobachtet passieren kann.

Das heißt: Dauernd beobachtete Quantenzustände können sich niemals ändern, auch dann nicht, wenn Anregungsenergien resonant einwirken. Wenn wir Quantenzustände nicht aus den Augen lassen, sind ihre Energiestufen eingefroren. Nur unbeobachtete Quantenzustände können sich wandeln. Die Beobachtung, die Messung, das Erkennen verhindern die Ausbreitung von Wahrscheinlichkeitswellen; es gibt demnach für einen bestimmten Zeitraum keine Neuzustände mehr.

Wir wollen dieses Phänomen grob auf den Lebenszyklus des Menschen projizieren.

Entsteht der Mensch, dann werden durch laufend neu gebildete Zellen, einschließlich fortlaufend neu eingebauter Moleküle, regelmäßig Neuzustände entstehen, die Resonanzmöglichkeit sich also fortwährend ändern. Eine Dauerbeobachtung ist folglich ausgeschlossen.

Ist der Mensch fertig entwickelt, so bleiben die Resonanzen unter allen Umständen an jedem Ort erhalten. Das System retardiert. Prägungen als ausgezeichnete Dauerbeobachtungen werden möglich. Pubertät und ähnliche Hormonneuzustände sind kritische Phasen.

Alterung entspricht im gleichen Modell der Veränderung der Resonanzkörper durch Freie Radikale, Noxen, Mutationen. Folge: Die »Dauerbeobachtung« fällt aus. Die Erhaltung des Zustandes ist nicht mehr gegeben. Neuzustände entstehen, die keine Optimierung mehr darstellen, da sie nicht der DNA-Matrix entsprechen.

Zeitlose Geschehnisse

Das Erstaunlichste innerhalb der Theorien der Quantenwelt ist die Reise von Quanten in die Vergangenheit und Zukunft gleichzeitig. Verständlicherweise wird dies heute noch meistens ignoriert.

Charon: »Für uns gläubige Physiker hat die Trennung zwischen Vergangenheit, Gegenwart und Zukunft den Wert einer bloßen, wenn auch sehr hartnäckigen, Illusion.« (Einstein, 1941)

Auch Elektronen reisen in der Zeit rückwärts. Für uns, die wir in die Zukunft reisen, sind diese Elektronen dann Positronen. Dies ergibt sich aus der doppelten Negation: Ein In-der-Zeit-Rückwärtsgehen ergibt ein Wegnehmen negativer Ladung, und das ist äquivalent einem In-der-Zeit-Vorwärtsgehen unter Hinzufügen positiver Ladung.

Feynman hat bereits 1940 (damals Student in Princeton bei *Wheeler*) die Grundlagen für dieses Phänomen veröffentlicht.

Man wusste, wenn Elektronen durch einen Stoß beschleunigt werden, dann leisten sie Widerstand. Dieses Widerstandsverhalten ist gekoppelt mit der Ausstrahlung von

Radiowellen (man nennt das »Strahlungswiderstand«). Ein derartig seltsames Verhalten eines Elektrons ist nur möglich, wenn es mit irgendetwas wechselwirkt; laut Theorie ist es die in die Vergangenheit laufende »Echostrahlung« (avancierte Welle).

Die Natur registriert nur den Austausch von Photonen. Sie macht aber keinen Unterschied zwischen Photonen, die sich aus unserem Blickwinkel in der Zeit vorwärtsbewegen, und denen, die sich in der Zeit rückwärtsbewegen.

Betrachten wir statt eines Photons die zugrunde liegende elektromagnetische Schwingung, so müssen wir die *Maxwellschen* Gleichungen heranziehen. Auch hier zeigt sich, dass im Hinblick auf die Zeit Symmetrie herrscht. Die Lösungen der Gleichungen, die eine Ausbreitung der elektromagnetischen Wellen beschreiben, sind immer doppelt vorhanden. Einmal für die Welle, die in der Zeit vorwärtsläuft, und daneben für die Welle, die in der Zeit rückwärtsläuft. Das aber gibt nur Sinn, wenn die elektromagnetische Welle für ihre Ausbreitung keinerlei Zeit benötigt.

Welche Zeit hat ein Photon?

Für das Photon selbst gibt es aufgrund der Relativitätstheorie überhaupt keine Zeit, also weder Zukunft noch Vergangenheit, und ein Austausch vollzieht sich deshalb zeitlos.

Wir wissen, ein Photon reist immer mit Lichtgeschwindigkeit.

Nehmen wir nun das Unmögliche an, dass wir auf einem Photon sitzen, und bewerten die Zeit aus der Perspektive eines Photons: Die Zeit für das Photon steht still (dies ergibt sich aus der *Lorentz*-Transformation), alle anderen Quanten fliegen mit Lichtgeschwindigkeit vorbei. Der Raum zwischen allen Massen reduziert sich auf null (dies ergibt sich aus der *Lorentz-Fitzgerald*-Kontraktion). Wenn für das Photon keine Zeit existiert, dann existiert auch keine Zeit für die zugrunde liegende Welle. Das hat weitreichende Konsequenzen:

- Die Welle befindet sich überall im Verlauf ihrer Ausbreitung gleichzeitig.
- Für die Welle gibt es keine Entfernung, sie ist im ganzen Universum gleichzeitig präsent.

Aus der Perspektive des Quant, das mit Lichtgeschwindigkeit reist, gibt es keine Zeit und keinen Raum.

So kennt auch das Photon, das die 150 Millionen Kilometer von der Sonne zu uns auf die Erde kommt, keinerlei Raumintervall; es ist hier, ohne Zeit dafür gebraucht zu haben. Stelle ich mich allerdings auf die Erde und warte, bis das Photon der Sonne hier ankommt, dann braucht das Photon die Zeit von 8 Minuten.

An dieser Stelle soll der Physiker *Hegerfeldt*, Göttingen, genannt werden: Er hat die Rechnungen des berühmten *Enrico Fermi* von 1932 nachvollzogen. *Fermi* hatte den zeitlichen Vorgang der Übertragung von Photonen von einem Atom zu einem anderen berechnet und festgestellt, dass das Empfängeratom erst dann etwas von dem abgesandten Photon spürt, wenn die Zeit der Lichtgeschwindigkeit für die Strecke zwischen den beiden betroffenen Atomen abgelaufen ist. *Hegerfeldt* zeigt nun, *Fermi* hat nur Näherungswerte, Annahmen und Fehler gemacht, die sein Ergebnis verfälschten. Richtig wäre: Ein Photon kommt beim zweiten Atom im selben Moment an, in dem es vom ersten ausgesandt wird.

Wir können deshalb für uns das Postulat aufstellen, dass alle Vorgänge, die in unserem Körpersystem allein durch Quanten ablaufen, aus der Sicht der lichtgeschwindigkeitsschnellen Quanten zeitlos sind. Daraus ergibt sich für uns:

Wenn Quanten in meinem Körper Träume und Gedanken repräsentieren, dann muss auch die Quantenzeit gelten. Tatsächlich sind Träume, Erinnerungen, Vorstellungen zeitlos.

Ziele, Beziehung und Wahrnehmbarkeit

Beziehungen sind eine sehr wichtige Bedingung des Lebens. Sie sind die Essenz des Lebens.

Auf atomarer Ebene ist die Beziehung zwischen Atomkern und Elektronen und die Beziehung zwischen den Elektronen des Atoms entscheidend, und dies pflanzt sich auf molekularer Ebene fort. Über atomare und molekulare Beziehungen verfügen auch leblose Steine und Felsen.

Welche Beziehungen machen also das Leben aus?

Es sind die vielfältigen Möglichkeiten der Beziehungen, die in den unterschiedlichsten Ebenen geschlossen und wieder gelöst werden und die weit über die Beziehungen innerhalb von Atomen und Molekülen hinausgehen.

Wenn ich Ziele verfolge, dann baue ich zwischen mir und meinem Ziel eine Beziehung auf. Beziehungen sind in unserem Leben offensichtlich wichtige Erfahrungen. Zu Mitgliedern unserer Familie, zu Haustieren, selbst zu Zimmer- und Gartenpflanzen, überall ergeben Beziehungen das entscheidende Gefühl der Zusammengehörigkeit.

Ohne Beziehung ist ein Ziel nicht erkennbar. Ich kann durch das Paradies laufen, ohne das Paradies zu erkennen, wenn ich keine Beziehung zu den Inhalten habe oder weil ich abgelenkt bin; man könnte auch sagen, weil ich umgelenkt bin. Ich rieche nicht den Duft der Pflanzen, ich spüre nicht die warme Luft, die mich sanft umstreicht, ich sehe nicht die Farbenpracht der Blüten und bemerke nicht die Macht der Natur. Wenn ich das nicht bemerke, verfolgt mein Bewusstsein im Moment andere Ziele; es stellt also andere Beziehungen her. Meine paradiesische Umwelt ist für mich jetzt nicht real.

Das Bewusstsein hat also die Fähigkeit, Beziehungen herzustellen. Dies sogar zu weit entfernten Geschehnissen oder auch zu vergangenen und zukünftigen Szenarien. Das kann ein Stein nicht.

Voraussetzung für meine Erlebensrealität ist die bewusste Zielerkennung. Und es kommt noch etwas Wichtiges dazu: Es reicht nicht aus, das Ziel (bewusst) ausgemacht zu haben, sondern ich muss erkennen und wahrnehmen, wie das Ziel in der Beziehung einzuordnen ist.

Beispiel: Das Ziel »Handheben« ist ohne Wirkung; das Ziel »Wie fühlt sich Händehochheben an« hat sofortige Wirkung, ich hebe die Hand.

Es muss also etwas wie ein Feedback vorhanden sein.

Resonanz und Reflexion, manchmal über viele Stationen, können ein derartiges Feedback aufbauen.

Religion hat vom Wort her die gleiche Bedeutung. Abgeleitet von religere, heißt es zurückbinden, anbinden, umwinden, festhalten.

Wir wissen: Jeder registrierbare makroskopische Vorgang hat seinen Ursprung im ultramikroskopischen Quantenbereich.

Wenn ich beispielsweise aufrecht über die Erdoberfläche spaziere, dann arbeitet jedes Atom, jedes Molekül, in Kooperation mit der Schwerkraft. Als Ergebnis liege ich nicht – der Schwerkraft entsprechend – flach, sondern mein Körper regelt den Tonus meiner Skelettmuskulatur so, dass ich eine Gegenkraft aufbaue.

Damit im makroskopischen Bereich etwas wirksam wird, müssen die Energien im Vakuum synergistisch geregelt werden.

Jeder Molekülaufbau, jede Molekülbindung, jede Fluktuation von Elementen ist eine höchst intelligente Summensteuerung der Vakuumenergien, so wie es vorher beschrieben wurde.

Einerseits ist demnach die Hauptaufgabe der Steuerung des Vakuums die richtige Auswahl der Beziehungen und ihre Realisierung.

Andererseits sagt uns die Erfahrung: Unser Bewusstsein präsentiert uns makroskopisch exakt das Gleiche. Die Hauptaufgabe des Bewusstseins im Alltag ist die Herstellung von Beziehungen.

Daraus folgt:
Mikroskopische Gebilde sind als Instanz sensibel für Bewusstsein, und mehr noch: Sie scheinen auch Erfahrung sammeln zu können und sich auf Geschehnisse hin umstellen und anpassen zu können, genau wie wir als bewusst seiende Makroskopen.

Wenn mikroskopisch und makroskopisch gleiche Mechanismen zeigen, dann könnte unser Bewusstsein auch das Bewusstsein der Elementarteilchen sein.

Harris Walker (Physiker): »*... das Verhalten der Elementarteilchen scheint von einer organisierenden Kraft gelenkt zu sein ...*« (Walker, 1975)

Wenn ich etwas als wahr annehme, passiert etwas Besonderes in meinem Körper. Wahrnehmen ist nicht gleichzusetzen mit Unbestimmtheiten, wie Wünschen und Hoffen, sondern mit Wissen. Die Erwartung einer Realität ist erfüllt. Gelingt es, einen Gedanken wahrzunehmen, der sich auf meinen Körper bezieht, dann ist das System tatsächlich in die Realität gesprungen. Damit gleicht der Begriff wahrnehmbar der »Beobachtung« als Begriff in der Quantenphysik. Die Übungen einiger Yoga-Praktiken haben das Ziel, Gedankeninhalte festzuhalten und somit den Gedankenfluss zu stoppen. Gelingt das, so wird in Aussicht gestellt, dass man den Gedankeninhalt wahrnimmt und ihn dadurch realisiert.

Erhöhung der Radiation der Hand durch geistige Konzentration

oben: ganze Hand
unten links: Daumen warm – Finger kalt
unten rechts: Finger warm – Daumen kalt

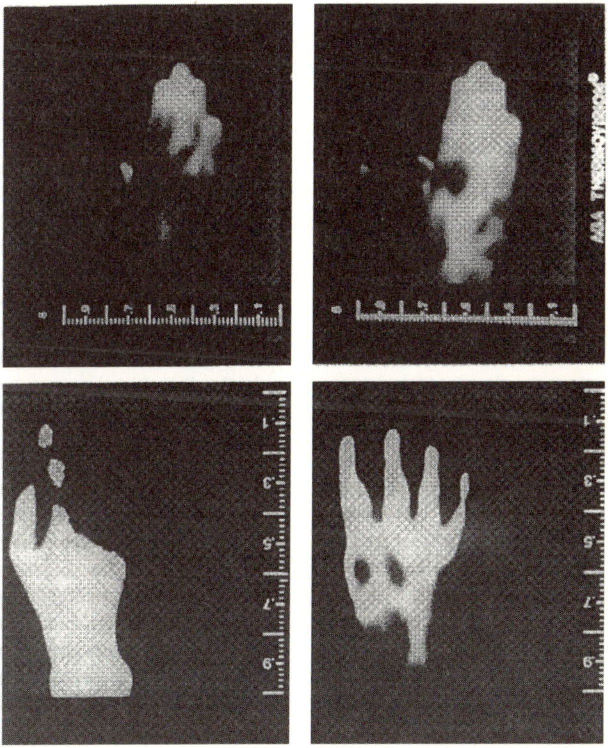

Abb. 12

Feedback und Adressing

Können wir mit dem, was wir uns bis jetzt erarbeitet haben, erklären, wie durch unser Bewusstsein Materie dirigiert wird? Sicher nicht. Also suchen wir weiter nach Anhaltspunkten. Vergegenwärtigen wir uns an Beispielen aus dem täglichen Leben, wie wir die Materie unseres Körpers dirigieren. Dann werden wir überraschende Parallelen zur Quantenwelt finden, insbesondere zur *Wheeler-Feynman* Absorber-Theorie, die wir danach vorstellen wollen.

Wir könnten nicht laufen und nicht aus einem Glas trinken, wenn nicht ununterbrochen der Bewegungszustand unseres Körpers kontrolliert würde mit Augen, Ohren und Rezeptoren, wie z. B. im Innern der Organe (Propriorezeptoren).

Derartige Feedbackprozesse funktionieren nach dem Prinzip »Trial and Error«, also aufgrund von Erfolg und Misserfolg; so werden auch Bewegungen gelernt.

Auch Gefühle werden über Feedback ausgelöst, z.B. wenn ein Schauspieler weint. Das ist für uns erst dann immanent, wenn wir uns in die gespielte Situation hineinversetzen, wenn wir die Gefühle, die der Schauspieler übermittelt, reflektieren, real werden lassen. Wir weinen dann vielleicht auch.

Mithilfe dieses Reflexions-Prinzips funktionieren ebenfalls Assoziationen im Gehirn. Wie ein Pingpongball laufen Gedanken von Station zu Station, immer über Feedback neu angereichert und aktualisiert.

Die ganze Psychosomatik beruht auf Reflexion: Senden einer Fühl- und Tastwelle und Erwarten einer Bestätigungswelle (Feedback): das ist reine Psychosomatik und Regelkreisverhalten.

»Glauben« ist identisch mit subjektivem Wissen. Er ist die wirksamste Richtkomponente im Feedbackgeschehen.

Fühl- und Tastwelle sowie Bestätigungswelle gibt es auch in der Quantenwelt innerhalb unseres Körpers. Diese Wellen sind Wahrscheinlichkeitswellen, elektromagnetische Felder, sie laufen also mit Lichtgeschwindigkeit (von außen gesehen).

Wenn in unserem Körper dennoch der gesamte Vorgang des Feedback nicht in Lichtgeschwindigkeit, also augenblicklich, geschieht, dann liegt das daran, dass über viele Stationen die Informationen weitergegeben werden, bevor sie am Ziel ankommen. Jede Station braucht entsprechend ihrer Eigenresonanz eine bestimmte Absorptionszeit für die angebotene Energie, typisch ist z.B. 10^{-9} sec. Wenn also 10^{9} Stationen (Neurone, Moleküle, Elektronenketten) auf dem Weg zum Ziel liegen, braucht die Nachricht 1 Sekunde hin und 1 Sekunde zurück und läuft zwischendurch im Vakuum unseres Körpers doch immer wieder mit Lichtgeschwindigkeit.

Man kann das Beziehungs-Feedback-Phänomen mit Versuchen am eigenen Körper testen. Dafür sucht man sich sinnvollerweise Regelkreise, die normalerweise nicht dem Willen unterliegen. Die Vorstellung, mit dem Bewusstsein, kalte Füße warm werden zu lassen, ist so ein Rückkopplungs-Phänomen:

Zuerst versuchen wir, die Empfindung »Wärme« lokal in einem wabernden Gemisch »kaltwarm« zu fixieren. Die weitere Konzentration auf diese lokale Wärme lässt sie stärker werden und sich ausbreiten. Schließlich ist der ganze Fuß warm, und der andere, nicht beachtete, bleibt kalt.

Die Hierarchie-Sprache

So wie Resonanz sich immer weiter fortpflanzt, wenn geeignete Struktur vorhanden ist, so ruft ein Gedanke dann Assoziationen hervor und pflanzt sich immer weiter fort, wenn »Wissen« vorhanden ist. Demnach ist eingepflanztes Wissen mit Resonanzstrukturen gleichzusetzen.

Pribram (Stanford University, Kalifornien): »*Wenn man sich wirklich mit etwas beschäftigt, fallen die Dinge einem auf merkwürdige Weise in den Schoß ...*«

Wir wissen: Die einzelnen Quantensysteme sind nur dann real, wenn sie durch »Feedback-Beobachtung« festgelegt werden.

Dafür verwendet die »Rückwärts-Festlegung« ihre eigene »Sprache mit vielen Dialekten«. Gemeint sind alle Strukturen, die vom makroskopischen Organ über Zellen bis zum mikroskopischen Molekülbestandteil ihre resonanten Eigenschwingungen zur Kommunikation einsetzen. Die Kommunikation funktioniert von oben nach unten, vom Tages-Bewusstsein bis zum Elementarteilchen.

Weil das so ist, brauche ich auch keine Kenntnis von molekularen Einzelreaktionen, die ich beeinflussen will. Ich bin mein Bewusstsein, mein Bewusstsein ist mein Ich und moduliert die Steuerung meines Körpers. Ich kann ohne Probleme bewusst die für meinen Körper verständliche Sprache verwenden – die Imagination.

Hier bilden Bild, Gefühle, Gedanken eine Einheit. Das ist die Sprache zur nächsten untergeordneten Einheit in der Hierarchie, z.B. dem Hypothalamus-Hypophysen-Komplex mit dem ganzen Hormonregister oder der Medulla oblongata mit den Kreislaufzentren. Sind diese untergeordneten Einheiten erst einmal durch meine Bewusstseins-Sprache (Gedanken, Gefühle) aktiviert, läuft die Rückwärts-Festlegung bis in das verantwortliche Zielgebiet automatisch weiter.

So funktioniere ich, aber welcher Mechanismus steht dahinter? Die nachfolgend aufgeführte Theorie scheint der Schlüssel zu sein.

Wie ein Elektron andere Elektronen informiert

Wheeler-Feynman-Absorber-Theorie

aktualisiert durch *Cramers* Transaktionstheorie

Die Theorie wurde 1941 in einem Vortrag in Princeton von *Feynman* vor *Albert Einstein* und *Wolfgang Pauli* veröffentlicht.

Einstein damals auf eine abwertende Bemerkung von *Pauli: »Mir scheint die Theorie möglich zu sein …«* (Gribbin, 1996)

Heute weiß man, die Theorie ist nicht nur möglich, sondern sie ist das Beste, was jemals erdacht wurde. Heute gibt es keinen Widerspruch mehr zwischen der Absorber-Theorie und der Kosmologie.

Wenn wir diese Theorie in ihren Grundzügen wirklich verstanden haben, dann wird uns so ziemlich alles, worüber wir bisher spekuliert haben, klarer.

Die *Wheeler-Feynman*-Theorie erlaubt es den Teilchen, die vergangenen und zukünftigen Schicksale des ganzen Universums zu »kennen«.

Wir hatten am Anfang des Buches bereits gelesen: Wenn Elektronen miteinander wechselwirken, gibt es zwei stabile Situationen: »Energiewelle in der Zeit vorwärts, also in die Zukunft, oder rückwärts in der Zeit, also in die Vergangenheit, strahlend«. Man nennt sie retardierte Strahlung und avancierte Strahlung.

Diese Darstellung ist völlig konform mit der *Maxwellschen* Gleichung und mit der *Schrödinger*-Gleichung plus deren Spiegelbild. Die Physiker haben die in der Zeit rückwärts laufende Lösung der Gleichungen beharrlich unter den Tisch fallen lassen.

Konkret (siehe Abb. 13): Ein Elektron (allgemein ein Sender oder Emitter) emittiert eine elektromagnetische Strahlung. Diese Strahlung ist gekennzeichnet von einem Feld, das aus einer zeitsymmetrischen Mischung aus einer retardierten (also in die Zukunft laufenden) Welle und einer avancierten (also in die Vergangenheit reisenden) Welle besteht.

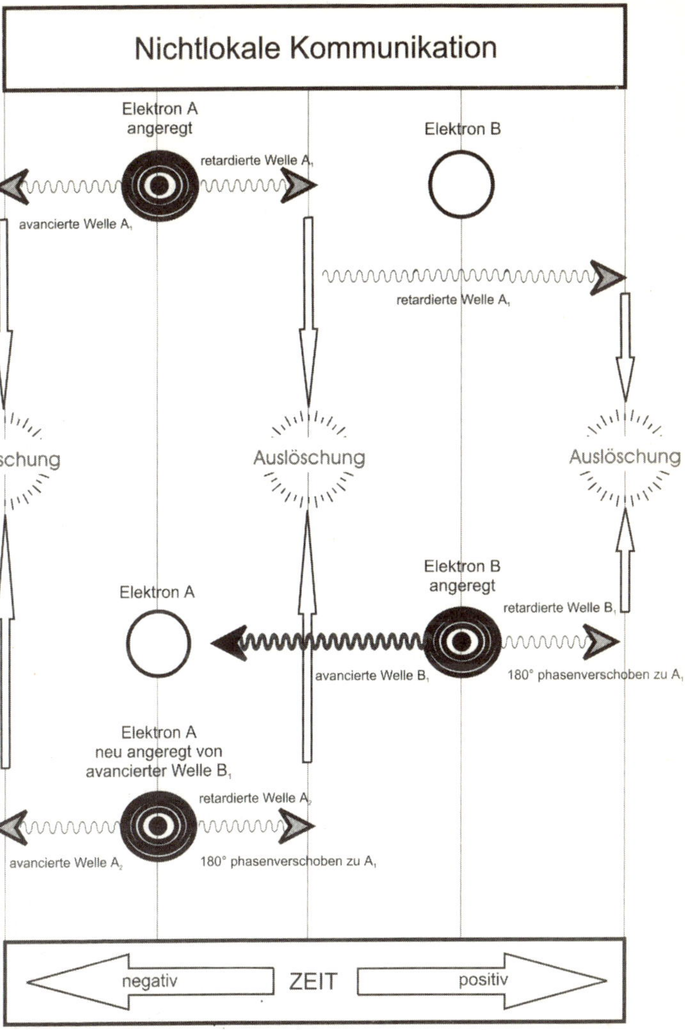
Nichtlokale Kommunikation
Elektron A angeregt
Elektron B
retardierte Welle A1
avancierte Welle A1
retardierte Welle A1
Auslöschung
Auslöschung
Auslöschung
Elektron B angeregt
Elektron A
retardierte Welle B1
avancierte Welle B1
180° phasenverschoben zu A1
Elektron A neu angeregt von avancierter Welle B1
retardierte Welle A2
avancierte Welle A2
180° phasenverschoben zu A1
negativ
ZEIT
positiv

Abb. 13

Betrachten wir erst einmal nur die retardierte Welle. Ein weiteres irgendwo in der Umgebung befindliches Elektron erhält von dieser Strahlung einen Impuls und verändert dadurch seine Schwingung. Es gibt nun selbst Strahlung, also eine neue retardierte elektromagnetische Welle ab, die aber so geartet ist, dass sie die erste retardierte Welle exakt auslöscht.

Gleichzeitig wird neben der retardierten Welle aber auch eine avancierte Welle mit negativer Feldenergie zeitlich rückwärts zum ursprünglichen Senderelektron laufen. Ganz analog wird der Impuls dieser Welle vom Senderelektron empfangen, seine Schwingung entsprechend geändert und eine avancierte Welle in die Vergangenheit und eine neue retardierte Welle in die Zukunft geschickt. Auch diese neue avancierte Welle löscht die ursprünglich avancierte Welle, die wir in der Betrachtung zurückgestellt hatten, exakt aus. Ebenso löscht die neue retardierte Welle die ehemalige retardierte Welle.

Sehen Sie sich die Zeichnung genau an, und verfolgen sie die verschiedenen Wellenfronten von A nach B und retour.

Man stellt dann fest, dass nach allen Auslöschungen zwischen den beiden Elektronen tatsächlich eine Wellenfront als Verbindung zwischen den Elektronen übrig bleibt: die avancierte Welle von B nach A, die rückwärts in der Zeit die Bestätigungswelle (Echo) darstellt.

Erst jetzt, wo dem kontaktsuchenden Elektron bestätigt wurde, dass jemand seine Nachricht erhalten hat, dass ihm sozusagen jemand zuhören kann, findet eine Kraftübertragung statt.

Avancierte Wellen, die bei sämtlichen kommunizierenden Elektronen eintreffen, sind genau das, was den Strahlungswiderstand gegen den Beschleunigungsstoß ausmacht. Die empfangene Energie avancierter Wellen bremst die Bewegung des Elektrons.

Wir wollen diesen wichtigen Teil der QED etwas mehr verallgemeinern.

Ein Emitter, z.B. ein Elektron, ein Molekül, eine Zelle erzeugt eine »Angebotswelle«. Diese trifft auf einen Absorber. Der Absorber schickt jetzt eine Echowelle auf der Zeitachse zurück, quasi eine »Bestätigungswelle« zum Emitter. Die Bestätigungswelle bleibt bestehen, und eine Kraftübertragung per Photon manifestiert sich.

Daraus folgt:

- Jede elektromagnetische Wahrscheinlichkeitswelle »weiß« bereits, welches Ziel sie hat und welche Resonanzstruktur (Absorber) sie erwartet. Grund: Mit der Absendung der Welle (»Angebotswelle«) ist bereits das Echo von der Resonanzstruktur (»Bestätigungswelle«) eingetroffen.
- Jedes emittierte Photon »weiß« bereits, wo es absorbiert werden wird. Demnach wird der »Steckbrief« des Photons aufgrund der elektrophysikalischen Eigenschaften des Absorbers ausgerichtet sein.
- Da nun jeder Quantenenergie-Empfänger unausweichlich immer wieder selbst ein Sender von Quantenenergie wird, da also jeder jedem etwas sendet und empfängt und wieder sendet, ergibt sich eine ungeheuer komplexe Vernetzung.

- Selektion der Kommunikation tritt durch die Anzahl der resonanten Absorber ein (Frequenzspezifität). Bei Elektronen sind es »unendlich« viele, bei z.B. Enzymen nur wenige.

Aus der Perspektive eines Photons haben weder Zeit noch Raum eine Bedeutung. Für derartige Quanten gibt es immer nur den Ist-Zustand. Das aber bedeutet, dass alles in unserem Universum energetisch zeitlos und raumlos verknüpft ist und jeder von jedem unmittelbar alles energetisch Wichtige »weiß«. Eine notwendige Chaos-Ordnung entsteht dadurch, dass sich ein Großteil der Wellen und Quanten innerhalb des Wechselspiels auslöscht, und dass das Higgs-Feld (Subquantenfeld, Skalarfeld) eine Matrix vorgibt.

Feynman hat nachgerechnet und mithilfe seiner »Pfadintegrale« etwas sehr Entscheidendes gefunden: Nachdem sich der Nebel einer verwirrenden Vernetzungs-Komplexität infolge Auslöschung hebt, bleibt als reales Moment nichts als die Informations- und Kraftübertragung zwischen den einzelnen Elektronen übrig.

Keine der avancierten Wellen lässt sich irgendwie spüren, außer in der Wirkung als »Strahlungswiderstand«. Weil wir nichts von den avancierten Wellen mitbekommen, deshalb gibt es für uns nur die retardierten Wellen, also nur die Zukunft.

Die avancierte Welle hat zwei Weg-Möglichkeiten: Entweder sie läuft in die Vergangenheit, regt dort ein Elektron an – womit wir nichts zu tun haben – und kommt dann als Echowelle in die Gegenwart, also als retardierte Welle. Oder sie kommt aus der Zukunft als Echo der retardierten Welle. Beide Male wird unser Elektron aktiv, das könnten wir dann spüren, wenn viele Elektronen in gleicher Weise betroffen sind (Kohärenz).

Da bei Aussendung der Welle (egal ob in die Zukunft oder in die Vergangenheit) und bei Eintreffen der Bestätigung exakt die gleiche Zeit gilt, spielen die zurückgelegten Entfernungen der Welle im Raum nicht die geringste Rolle. Selbst Millionen Lichtjahre entfernte Galaxien würden für ein hier betrachtetes Elektron eine augenblicklich wirksame Kommunikation ermöglichen und die Strahlungswiderstands-Reaktion bei Beschleunigung einleiten.

Auch das *Aspect*-Nichtlokalitäts-Experiment (siehe Seite 114: »Nichtlokalität«) lässt sich aus der Absorber-Theorie heraus erklären:

Ein angeregtes Atom ist im Begriff, zwei Photonen zu emittieren:

1. Dafür werden Angebotswellen in verschiedene Richtungen geschickt.
2. Aber die Photonen werden erst dann emittiert, wenn bestätigende avancierte Wellen rechtzeitig von einem Absorberpaar (= Beobachter) zu dem Atom zurückgeschickt wurden.
3. Ist dieses (in der Zeit) hin und (in der Zeit) zurück abgeschlossen, werden die Photonen übertragen (Beobachtung).
4. Da das Paar ein einziger Quantenzustand ist, müssen Spin und Polarisation immer miteinander korreliert sein, völlig unabhängig von Raum und Zeit.
5. Sind die Polarisationsmöglichkeiten für das Photon beim Abtasten der Umgebung mit der retardierten

Welle nicht gegeben, dann werden auch keine Photonen abgeschickt. D.h. die Absorptionsmöglichkeiten müssen eruiert und gegeben sein. Sie bestimmen dann die Polarisation der abgeschickten Photonen.

Im *Aspect*-Experiment kann also kein Photon abgeschickt werden, das nicht den Absorptionsmöglichkeiten der Detektoren bei der Messung entspricht. Das heißt, die Elektronen tasten mithilfe ihrer Schwingungen die komplette Umgebung ab und geben erst dann die Kraftübertragung frei, wenn alles dafür stimmt.

Prigogine (Nobelpreisträger): »*Erstaunlich ist, dass jedes Molekül weiß, was die anderen Moleküle zur selben Zeit und über makroskopische Entfernungen hinweg tun werden. Unsere Experimente zeigen, wie die Moleküle miteinander kommunizieren. Jeder akzeptiert diese Eigenschaft bei lebendigen Systemen, aber dass auch nicht belebte Systeme sie aufweisen, ist zumindest unerwartet.*« (Guitton, Bogdanov, 1993)

Die Konsequenz der Absorber-Theorie ist geradezu phantastisch:

Stoßen wir ein Elektron hier auf der Erde an, dann weiß im Prinzip jedes geladene Teilchen, z.B. auch in der mehr als 2 Millionen Lichtjahre entfernten Andromeda-Galaxie, augenblicklich, was geschehen ist, obgleich jede durch das Anstoßen des Elektrons hier auf Erden ausgelöste Welle – von uns aus gesehen – länger als 2 Millionen Jahre braucht, um die Andromeda-Galaxie zu erreichen. (Gribbin, 1996)

Umgekehrt: Weiß unser Elektron, wo die Andromeda-Galaxie liegt, dann weiß die Andromeda-Galaxie, wo sich unser Elektron herumtreibt. (Gribbin, 1996)

Das klingt völlig unwahrscheinlich und ist laut Absorber-Theorie dennoch die zwingende Konsequenz.

Chew (Leiter Institut Physik, Berkeley-Laboratorien, Universität Kalifornien): »*Alles im Universum ist verbunden mit allem anderen in einem totalen Gewebe wechselseitiger Wirkungen.*« (Chew, 1966)

Ist dieses Phänomen auf uns Menschen übertragbar? Ja, denn wir bestehen aus Elektronen.

Charon: »*Mein Denken ist das Denken meiner Elektronen, es herrscht also nicht bloß Analogie, sondern Identität.*« (Charon, 1981)

Unser Bewusstsein arbeitet mit QED

Was ist von dem bisher Dargestellten mit unserer Erfahrung vereinbar?

Für den Sehvorgang gilt der beschriebene Effekt der Absorber-Theorie: Lichtquanten, die meine Retina der Augen treffen, erregen dort Elektronen in Resonanzstrukturen, und dabei werden auch aus meinen Augen heraus »Angebotswellen« und »Bestätigungswellen« gesendet, sowohl in die Vergangenheit als auch in die Zukunft. Dass Augen imstande sind, besondere Wellen auszusenden, ist in allen alten Kulturen überliefert worden und hält sich als Aberglaube bis heute.

Einmal etwas bewusst gesehen oder gehört zu haben ist in den meisten Fällen dauernd erinnerbar. Dies widerspricht jeder Theorie zum Lernmechanismus, die besagt, ich muss mehrfach repetitieren, bevor ich erinnern kann.

Dennoch: Bilder und Töne prägen sich ein. Es liegt nahe, dass über unverzügliche Elektronenverbindungen Verfestigungen geschaffen werden. Derartige Verfestigungen nennen wir Engramme.

Mit den Worten der Absorber-Theorie heißt das:
Ich sehe die Landschaft, indem meine Elektronen der Retina Angebotswellen zu den Elektronen der Landschaft senden. Dort werden die Elektronen angeregt und geben ein Bestätigungssignal zurück zu unseren Augen. Nun erst werden Kräfte übertragen, die alle Ist-Zustände berücksichtigen, wie auch die Anregung der Landschaftselektronen durch die Sonnenphotonen und der aktuelle energetische Zustand meiner Retinaelektronen. Jetzt sehe ich Farben, Formen, Schattierungen – alles zweifellos reine Photonenprozesse.

Mit den Tönen einer Musik verläuft der Mechanismus analog, nur hier sind natürlich nicht die Sonnenphotonen, die an den Elektronen reflektiert werden, für die Anregung meiner Sinne verantwortlich, sondern die longitudinal sinusartig verlaufende Verdichtung und Verdünnung der Moleküle der Umgebung meiner Rezeptoren. Moleküle, die derartige Kräfte über sich ergehen lassen, unterliegen Beschleunigungen und Geschwindigkeitsstagnierungen im Wechsel.

Wir haben im Abschnitt »Wärme und Kälte« lesen können, dass die Geschwindigkeit der Moleküle in der Luft die Definition der Lufttemperatur ist. Temperatur ist aber das Maß der Wärme, und Wärme ist nur ein anderes Wort für elektromagnetische Schwingung, die im Fall der Resonanz Photonen als Kraftwirkung überträgt. Nun haben wir unsere Photonen wieder.

Umgekehrt ist auch bekannt, dass die Temperatur die Schallfortpflanzung beeinflusst. Gleichzeitig wird durch Verdichtung der Luftmoleküle im Schall die Übertragung von Photonen forciert.

Tatsächlich lässt sich Musik, die als Schall über das Ohr und über die Haut und das Knochengewebe in uns eindringt und die über den wechselnden Druck diverse Moleküle mit ihren Elektroneninhalten in mechanische Bewegung versetzt, letztlich auch mit der phasenanalogen Übertragung von Photonen zum Rezeptor-(Antennen-)System beschreiben.

Damit wir eine einigermaßen plausible Übersetzung der Quanten-Geschehnisse auf unsere aktiven Bewusstseinsprozesse projizieren können, müssen noch zwei Prämissen gesetzt werden:

1. Elektronen müssen ihren Spin und ihre Polarisation (darin enthalten ist die aktuelle Elektronenenergie) über den bewussten Willen (durch Fokussetzung, Adressierung) selbst auswählen können. Nur so können spezielle Sendekanäle etabliert werden. Diese Elektro-

nenparameter sind beteiligt an der Frequenz der Sendewelle, die mit einer passenden Resonanzstruktur dann zur Verfestigung führt. Sind diese, den Willen repräsentierenden Elektronen dann auf der richtigen Sendefrequenz mit einer Zielstruktur, dann ist Feedback automatisch angekoppelt – der willentliche Befehl kann ausgeführt werden. Die Absorber-Theorie hat eine etwas andere Variante vorgesehen: Demnach werden die Sendeeigenschaften erst dann festgelegt, wenn das Empfängerelektron, entsprechend seines eigenen Zustandes, Angaben dazu in der »Bestätigungswelle« gemacht hat. Auch diese Variante wollen wir gelten lassen, allerdings nur außerhalb der Bewusstseinsprozesse, wie z. B. in der Gefühlswelt. Diese Prämisse sagt also (wie aus anderer Sicht bereits in Kapitel 4: »Das Bewusstsein steuert die Materie« dargestellt), dass mein Bewusstsein identisch ist mit den Aktivitäten bestimmter Elektronen in bestimmten Hirnregionen.

2. Elektronen müssen Struktur besitzen und sich durch Prägung dieser Struktur »Erlebnisse« merken können Mit dieser Prämisse betreten wir kein Neuland; *Bohm* fordert dies, *Charon* gibt mehrere Indizien dafür, *de Broglie* fordert Gleiches für Atome.

Mit diesen drei zusätzlichen Prämissen wollen wir nun Bewusstseinsprozesse unter die QED-Lupe nehmen.

Was passiert, wenn wir uns an die betrachtete Landschaft erinnern?

Bei der Erinnerung an eine Landschaft wird zwischen Elektronen bestimmter Hirnregionen und den Elektronen der Retina, die die Landschaft »gesehen haben«, Quantenaustausch stattfinden und dadurch vorübergehend eine Verfestigung und eine Pseudorealität eintreten. Wir gehen davon aus, dass die Elektronen der Retina, die die Landschaft »gesehen haben«, entsprechend obiger Prämisse, in besonderer Weise geprägt sind. Denkbar ist die Veränderung der Spins und der Polarisation. Bei dem Erinnern kann auch auf die spezifischen Eigenschaften der Elektronenketten zurückgegriffen werden, die sich durch den Vorgang der Verfestigung mit den Elektronen der Landschaft ergeben hatten.

Selbstverständlich ist diese Pseudorealität nicht identisch mit der Realität. Wenn ich die Landschaft wiedersehe, kann sie durchaus anders aussehen als in meiner Erinnerung. Vielleicht ist inzwischen Herbst, und die Blätter der Bäume sind abgefallen. Für mein Gehirn besteht zwischen beiden Bildern nur dadurch ein Unterschied, weil die korrespondierenden Elektronen, also die zwischen einer Gehirnstruktur und dem »Bild«, zum einen direkt zu der Landschaft gehören und zum anderen zur Retina, also zu Teilen meines Körpers.

Eine Auswahl der Bilder ist vielfältig möglich. Real durch Bewegung des Kopfes, und besonders der Augenfokusse, die unterschiedliche Bereiche der Photonenstrahlung abtasten können. Pseudoreal durch Auswahl der Korrespondenz mit unterschiedlich geprägten Elektronen im Zuge des Adressing-Verfahrens (Vorstellungen, Imaginationen).

Bei den bisherigen Darstellungen habe ich das ganze Verfahren absichtlich stark abstrahiert und nur den einfachsten Fall betrachtet, in dem nur freie Elektronen behandelt wurden.

Nahkommunikation in den Grenzen des Körpers

Im Organismus läuft etwas anderes ab als »im freiem Himmel«, und genau das macht die Besonderheit der Funktionen von Körper, Geist und Psyche aus.

Wie bereits in den Abschnitten »Feedback und Adressing« und »Die Hierarchie-Sprache« dargestellt, gibt es in uns die vielfältigsten Möglichkeiten zur Resonanzabsorption. Wenn wir bisher die Absorber-Theorie betrachtet und auf Organismusfunktionen projiziert haben, dann haben wir stillschweigend immer »freie Elektronen« betrachtet. Elektronen können aber in außerordentlich unterschiedlicher Umgebung vorkommen – eben als freie Elektronen mit mehr oder weniger unbeschränkten Freiheitsgraden, aber auch als im Atom oder im Molekül gebundene Elektroden, als Elektronensozietäten innerhalb eines Moleküls oder als Saumketten um bestimmte Molekülteile.

Immer wenn die Elektronen sich eine andere Umgebung aufbauen, verändern sich auch ihre Eigenschwingungen und deshalb ihre Sende- und Empfängereigenschaften für elektromagnetische Schwingungen.

So entsteht streng spezifischer Informationsaustausch innerhalb des Körpers mit eingeschränkter Fernkommunikation, die nur über die Sinne funktionieren kann.

Verantwortung heißt englisch treffend *responsability, ability to respons,* also die Fähigkeit, vorliegende Möglichkeiten zu nutzen, zu antworten.

Fernkommunikation

Nur ein vollkommen freies Elektron kann sich beinahe alle möglichen energetischen Zustände leisten und somit auf alle möglichen Sende- und Empfangsfrequenzen reagieren.

Ideal funktioniert das im Weltall: Jedes freie Elektron kommuniziert mit fast allen anderen freien Elektronen. Dadurch sehen wir mit unseren Augen Sternenlicht (ausgehend von Elektronen der äußeren Sternschichten, weitergeleitet von Elektron zu Elektron im Kosmos), dessen Sendequelle Tausende Lichtjahre entfernt ist.

Wenn also ein freies Elektron sein Anregungssignal sendet, werden alle Elektronen des Universums mit passenden Eigenschaften (Polarisation) den Signalempfang melden.

Eine selektive Auswahl, ein spezifisches Adressing an bestimmte ausgewählte Elektronenzentren scheint in diesem Prinzip unmöglich. Wenn allerdings ein Organismus funktionieren soll, muss genau die Spezifität einer Nachricht gewährleistet sein.

Sende- und Empfangskanäle

Die Frage an den Konstrukteur heißt also: Welche Möglichkeiten sind für den Aufbau spezifischer elektromagnetischer Sende- und Empfangskanäle gegeben, wenn nichts anderes zur Verfügung steht als Atome und freie Elektronen?

Und eine andere Frage drängt sich zusätzlich auf: Wenn ich viel Masse zusammenballe, wie in einem Organismus, wodurch kann ich bewerkstelligen, dass eingekoppelte Energie als Information nicht gleich in der erstbesten Massestruktur stecken bleibt, also gar nicht weitergeführt wird?

Die Probleme sind gelöst worden – wie immer bei den Konstruktionen der Natur alle möglichen Probleme auf einmal.

Wir wissen: Die Geometrie einer Antenne bestimmt die Eigenfrequenz und ist verantwortlich für bestimmte resonante Sende- und Empfangsfrequenzen. Genauso wie dieses Prinzip in der Technik funktioniert, hat es auch in unserem Körper seine Bedeutung.

Vor allem Proteinstrukturen, aber z.B. auch Nukleotide und Glykosaminoglykane sind durch Baupläne der DNA zu Antennenstrukturen aufgebaut worden, die, entsprechend ihrer geometrischen Spezifitäten, ganz bestimmte elektromagnetische Schwingungen aufnehmen und weitersenden können.

Betrachtet man alle Strukturen, die in uns verwirklicht sind, so wird deutlich, dass die Bandbreite der Frequenzen riesengroß ist.

Spezifische Frequenzen werden über große Entfernungen geleitet, indem alle gleich gebauten Moleküle die Schwingung absorbieren und nach Anregung wieder zum nächsten gleichartigen Molekül absenden. Sehr schön sichtbar wird dieses Nehmen und Geben in der Wärmeleitung, insbesondere bei der Wärmeleitung des Blutes.

Damit sind aber die Möglichkeiten des gesamten Systems noch lange nicht erschöpft.

Proteine haben die Angewohnheit, ihre geometrische Form zu ändern, indem sie Seitenketten um einen vorgesehenen Torsionswinkel verdrehen. Dies geschieht als Folge einer Energieabsorption. Damit verändert sich sofort die spezifische Sende- und Empfangsfrequenz des Proteins, wodurch die alte Resonanzfrequenz blockiert und neue Informationskanäle aufgebaut werden.

So kann jede spezifische Nachricht (kodierte Energie) über resonante Weitergabe den Körperraum durchschreiten, bis sie in einer Zielstruktur umgesetzt wird.

Die Elektronen dieser Moleküle reagieren auf die Energiezufuhr im Kollektiv. Abhängig von der Anzahl der Elektronen kann die Resonanzbreite sehr schmal werden und außerordentlich unterschiedlich von Molekül zu Molekül. Feinabstimmungen bei der Übermittlung von Information sind kein Problem.

Viel Masse ergibt viele Formen, das ergibt viele Resonanzmöglichkeiten und eine hohe Bandbreite möglicher Frequenzen, also viel Differenzierung der übertragenen Information und hohe Fernwirkung innerhalb der Grenzen des Körpers.

»Erinnerung« mit diesen umfassenden Möglichkeiten könnte dann folgendermaßen aussehen:

Die Kommunikationskräfte, hintereinandergestaffelt in Fluxen, formen Gebilde, die wie eine Diskette oder eine CD als »eingefrorene« Solitonenschwingung (stehende Wellen mit Schallkomponente) abgelegt werden.

Das Ergebnis davon ist die bekannte Konformations-/Konfigurationsänderung der Proteine. Ein Photonenreferenzstrahl (Angebotswelle) kann analog zum Laserstrahl die Gebilde abtasten und dadurch moduliert werden. Eventuell werden die Gebilde auch durch den Strahl zum Schwingen gebracht.

Die neu vom Gebilde ausgesandten Schwingungen modulieren, phasenanalog zur Angebotswelle, die Bestätigungswelle, die zum Ursprung zurückkehrt und die Erinnerung darstellt.

Die Kraft des Pulsierens

Energie zeigt ja nur deshalb Wirkung, weil sie mit Quantenstößen identisch ist.

Eine Wirkung der Energieübertragung ist aber schlechter, wenn sie aus einem kontinuierlichen Fluss heraus entsteht, dagegen deutlich besser bei pulsierenden Stößen.

Für dieses Wirkprinzip gibt es Beispiele:
Ein kontinuierlicher sanfter Wasserstrahl auf eine Stelle des Kopfes gelenkt, wird von uns ohne Weiteres toleriert. Die gleiche Wassermenge aber kontinuierlich als Tropfen herunterfallend, erzeugt schon nach kurzer Zeit enorme Schmerzen (dies ist ein beliebter Test bei meditierenden

Mönchen im ostasiatischen Raum). Hier spielen Oberflächenkräfte des Tropfens eine entscheidende Rolle.

Eine Säge kann die Holzfasern nur dadurch zertrennen, weil zwischen den Zacken nichts ist, weil also die Kraft pulsierend gelenkt wird.

Die Trommel hat deshalb eine so mächtige Rhythmuskraft, weil sie in Pulsen geschlagen wird.

Musik mit pulsförmig rhythmischem Klang erzeugt offensichtlich eine gewisse Energiezufuhr in bestimmte Gehirnzentren, die sogar Kleinstkinder bereits phasenrhythmisch hopsen lässt.

Die Sprache und ihr Informationsgehalt sind eine Pulsfolge von Tönen und Klängen. Die Wirkung der Pulsfolge der Sprache wurde an Kleinstkindern mithilfe von Computerbildern, die übereinandergelegt wurden, sichtbar gemacht. Die Babys machten für das Auge unsichtbare Mikrobewegungen, und zwar genau im Rhythmus des Tonfalls der mütterlichen Stimme. Töne beherrschen die Denkstrukturen und führen in ihrer Fortsetzung zu Muskelbewegungen.

Eine Nervenzelle erzeugt Pulse. Nur dadurch kann Information übermittelt werden. Auch der Muskel arbeitet nur mit Pulsen, ebenso der Herzmuskel.

Unser Auge kann die Bilderzeugung nur über ein pulsförmiges Abtasten der Umgebung aufbauen.

Der Riechvorgang hört auf, sobald die Duftmoleküle kontinuierlich ankommen. Der Rezeptor adaptiert. In Pulsen gegeben, passiert das nicht.

Temperatursprünge sind im Organismus überall anzutreffen und wichtig für die Physiologie, z. B. als Temperaturdifferenzen innerhalb der Zelle und zwischen Zellen und Zellzwischenraum, wo streng lokal und punktförmig leicht mehrere 100 °C auftreten können.

Wechselbäder heiß-kalt sind das Prinzip einer Therapie.

Die unterschiedlichen Materieeigenschaften sind nur möglich durch die pulsartigen Vervielfältigungen einer Grundstruktur (Quantifizierung) innerhalb des periodischen Systems der Elemente.

Warum haben Pulse eine größere Wirkung als gleichmäßig einwirkende Kräfte? Pulse sind dadurch gekennzeichnet, dass kurze Pausen in der Kraftwirkung auftreten. Dadurch werden rhythmisch abwechselnd verschiedene Quantenzustände induziert. Jede lokale Veränderung des Quantenzustands hat Kraftwirkungen in der Umgebung zur Folge (durch Neuzustände von Photonen-/Quantenübertragung). Ein gleichbleibender Zustand (entsprechend der Dauerbeobachtung) hat dafür keine Chance.

Gepulste Quantenzustände sind gleichzusetzen mit kodierter Energie, und das ist identisch mit Information (Nachricht). Information ist also die Unterbrechung einer Dauerbeobachtung (entsprechend der früheren Definierung), und somit unterliegt das System einer wirkungsvollen Veränderung.

5 Bewusstsein, Gefühl und Glaube sind Teil des Geistes

An dieser Stelle des Buches haben wir fast alle Komponenten zusammen, um einen Versuch zu starten, über den Geist zu spekulieren.

Wenn – wie dargestellt – jedes Elektron von jedem anderen Elektron weiß, in welchem Zustand es sich befindet, und wenn jedes Elektron über das Adressing-Verfahren (Bewusstsein) jedes Elektron beeinflussen kann, dann kommt dies einem universellen Geist schon recht nahe.

Der ***heilige Dionysius,*** ehemals Bischof von Athen, von Paulus zum Christentum bekehrt, schreibt: »*Es (das Bewusstsein – der Urgrund allen Seins) ist in unserem Geist, in unserer Seele und in unserem Körper. Es ist im Himmel wie auf Erden. Und doch bleibt es sich selbst immer gleich. Es ist in und über der Welt, gleichzeitig rundherum. Es geht über den Himmel hinaus, wie überhaupt über alles Seiende. Es ist alles, was existiert, Sonne, Gestirn, Feuer, Wasser, Wind, Tau, Wolke, Fels, Stein.*« (Stiglmayr, 1933)

Wir wollen zuerst untersuchen, wie der Geist mit unseren menschlichen Gehirneigenschaften zusammenhängt.

Wir müssen uns darüber klar sein, dass jede Aussage über unsere Welt letztlich immer nur eine Aussage über geistige Phänomene darstellt. Nicht nur, weil (wie Theologen und Philosophen sagen) die ganze Welt vom Geist durchdrungen scheint, sondern weil unsere Gedanken, Gefühle, Vorstellungen, Erinnerungen, also weil geistige Prozesse alles beurteilen.

Teilhard de Chardin: »In jedem Teilchen, jedem Atom, jedem Molekül, jeder Materiezelle leben und wirken im Verborgenen die Allwissenheit des Ewigen und die Allmacht des Unendlichen.« (Chardin de, 1965)

Auf den Menschen bezogen, ist der Geist übergeordnet der Gesamtheit der Gedanken, Gefühle und Empfindungen, die demjenigen Teil des Gehirns übermittelt werden, der»bei Bewusstsein« ist.

Der Begriff Bewusstsein heißt lateinisch conscientia, von dem Verb scire = wissen und cum = mit; also mitwissen.

Demnach sind wir bewussten Menschen Mitwisser.

Zur Bedeutung, zum Sinn in der Welt kommt es allein deshalb, weil sinnlich wahrnehmungsfähige Wesen die Dinge beobachten, Verfestigungen aus Energiekomponenten herstellen und dadurch aus den unzähligen Möglichkeiten kausal Pfade zur Realität, eben zur Wahr-Nehmung bilden.

Ich-Bewusstsein

Wenn ich mich von den Inputs aller Sinnesorgane abschotten würde, also völlig den Kontakt zur Außenwelt und zu meinem Körper verlöre, so wäre ich mir meiner dennoch bewusst.

Descartes: »Ich denke, also bin ich.« (Descartes, 1944)

Jeder hat ein Gefühl für sein Vorhandensein, für seine pure Existenz. Gefühle laufen zwar unbewusst ab, aber das Erleben eines Gefühls unterliegt dem Bewusstsein.

Das heißt: Sobald ein Gefühl mich in einem Lebensmoment steuert, durch Raum und Zeit lotst, ist das Bewusstsein als »Beobachter« und damit als Verfestiger des Weges dabei. Wir waren bereits in dem Abschnitt »Ziele, Beziehung und Wahrnehmbarkeit« zu einem ganz ähnlichen Schluss gekommen.

Bewusstsein ist der Kitt, der die Folgen von aktuellen Inputs wie Sehen, Riechen, Hören, Fühlen einerseits und Gefühl, Erinnern andererseits mit zeitlichem Handeln und Entscheiden zusammenhält und so Realität erzeugt.

Gefühle sind dabei Messinstrumente, Empfehlungen, um Entscheidungen zu treffen.

Das Bewusstsein erzeugt also die subjektive Realität eines Geschehens innerhalb der Raumzeit, und das aufgrund einer Empfehlung (= Gefühl), die selbst als handelnde Energie (Elektron mit Photonboten) raumzeitlos empfindet (da sie mit Lichtgeschwindigkeit handelt).

Wir alle stehen uns durch Gefühle näher als durch andere Merkmale, die vererbt werden. Dementsprechend liegen wir untereinander hinsichtlich der Hauptgefühle in dauernder Resonanz. Unsere ganze Gesellschaft ist von dem Suggestionseffekt bei der resonanten Übertragung der Gefühle gesteuert, sogar der Geldmarkt. Gefühle sind innerhalb aller Menschenrassen nonverbale primäre Kommunikationsmittel. Sie steuern als Emotionen (übersetzt: nach außen bewegen) die Mimik, Lachen, Körperhaltung, aber auch den Tonfall der Sprache, tief und ruhig oder schrill und aufgeregt.

Darüber hinaus sind wir über die Gefühlswelt mit Tieren und sogar mit unseren Vorfahren innerhalb der Evolutionskette verknüpft. Wie sonst sollten Gefühle vererbbar sein?

Im genetischen Bauplan des Gehirns ist das Wissen aus Millionen Jahren gespeichert. Durch vielleicht 80 Jahre Erfahrungen verfeinert der Mensch dieses Wissen. Ohne das Vorwissen der Gene würden wir in einer für uns sinnlosen Datenflut rettungslos untergehen. Wir werden also bereits mit»unendlich großem« Wissen geboren, ebenso wie alle anderen Lebewesen. (Selbst die Fliege übertrifft mit ihrem Navigationsvermögen den Bordcomputer eines Flugzeugs.)

Lernen in unserem jetzigen Leben brauchen wir nur die Anwendung des angeborenen Gefühls auf die Situation. Für dieses Lernen benutzen wir Vorbilder; nicht nur die Eltern und Lehrer, auch Idole und Schauspieler, Politiker, Freunde. Da diese Prägung dauernd variiert, entstehen dauernd neue Präferenzen, z.B. als Mode. Auch Gesellschaftsziele wandeln sich aufgrund des beschriebenen Mechanismus.

Jede menschliche Wahrnehmung ist in Gefühle gebadet, jedes Gefühl weckt Erinnerungen.

Gefühle sind Kräfte in uns; im körpereigenen Mikrokosmos energetisch wirkend und gleichzeitig Kräfte zwischen Individuen, fernwirkende Kräfte.

Derartige nah- und fernwirkende Kraftpotenzen finden sich nur in der Wirkung von Elementarteilchen.

Im Zusammenhang mit diesem Kapitel ist von Bedeutung, dass Gefühle unbewusst da sind. Sie sind mit dem Willen nicht beeinflussbar.

Mit meinen Gefühlen »sprechen« kann ich nur so, wie sie entstehen, durch Bilder, Imaginationen. Soll ein Gefühl sich ändern, brauche ich stimmungsbeeinflussende Vorstellungen, Düfte (auch Pheromone), Musik. Damit ändert sich auch unbewusst jedes Mal der Tonus des vegetativen Nervensystems, der Hormonhaushalt, die Aktivität des Immunsystems und der Gehalt der Zelle an Energie ATP, also so ziemlich alles, was meinen Organismus weitgehend »automatisch« funktionieren lässt.

Der Wille ist dagegen rein bewusst gesteuert und hat Zugriff auf die intellektuellen Gedanken und auf die Skelettmuskulatur.

Der Glaube (gemeint ist mein alltägliches Glauben) verwendet beides: das Gefühl und den Willen. Damit verwendet »glauben« sowohl das Unbewusstsein als auch das Bewusstsein. Diese Kombination ist bei der Beeinflussung des Körpers die stärkste und wirkungsvollste Kraft.

Jedes Gefühl, jeder Gedanke, der im Glauben mündet, ist ein Ganzkörpergeschehen. Die Zellen aller Organe fühlen und wollen.

Mein Glaube ist körpereigenes Wissen.
Mein Wissen beruht auf Glauben.

Glaube heißt für jeden von uns »es ist«. Wenn ich also glaube, ist der Inhalt meines Glaubens eine Realität für meinen Körper. Realität ist das Gegenteil von Wahrscheinlichkeit. Also wird beim Glauben – entsprechend den Kapiteln 4: »Das Bewusstsein steuert die Materie« und weiteren – die Kraftwirkung der Photonen ausgelöst. Das heißt: Die virtuellen Photonen sind energetisch aufgepfropft worden, damit sie als reale Photonen, in Resonanz mit der Nachbarschaft, Information senden können; Materie wird beeinflusst. Deshalb: »Der Glaube kann Berge versetzen.«

Nun entsteht nicht jedes Mal, wenn wir glauben, eine makroskopische Veränderung der Materie (das wäre fatal), obwohl dies im Prinzip möglich sein sollte.

Machen wir etwas falsch?

Wie sieht der Glaube aus, den *Jesus* laut Bibel bei einigen Menschen induzieren konnte und der dann tatsächlich Heilung bewirkte, also makroskopisch Materie veränderte? *»... gehe hin; dein Glaube hat dir geholfen.«* (Lukas 17:19)

Glaube als Werkzeug zur Kollabierung der Wahrscheinlichkeitswelle (Realitätserzeugung) erlaubt keinen Zweifel. Zweifel ist mit purem Glauben nicht vereinbar. Ich muss fest überzeugt sein, mehr noch: Ich muss wissen, dass die Erfüllung einer Beziehung (Verfestigung) existiert. Der Vorgang, der Realität werden soll, darf keinesfalls analytisch zerlegt werden, sondern muss, entsprechend der Hierarchie-Sprache (gleichzusetzen mit Verfestigungskette), als Ergebnis feststehen.

So wie Glauben am Willen partizipiert, so wird der Wille vom Glauben mitgesteuert. Die Besonderheit des freien Willens ist, dass er aus dem »Nichts« heraus entstehen kann. Das heißt, die Entscheidung, etwas zu tun, z.B. den Arm zu heben, entsteht ohne Reiz, also ohne auslösende Energiezufuhr aus einer bereits vorhandenen Nervenerregung. Das ist höchst sonderbar.

Dieser Vorgang erinnert an eine Parallelität im Quantenbereich des Vakuums, an die Aussendung von virtuellen Photonen aus dem Nichts ohne jede Energiezufuhr. Bei einer Isolierung des Systems im leeren Raum geschieht dies als Wellenfunktion ununterbrochen ohne materielle Konsequenz, sozusagen als Stand-by-Signal. Aber sobald in der Umgebung Resonanz in Erscheinung tritt, wird aus dem »Stand-by der Möglichkeit« Realität.

Bei der Möglichkeit einer Resonanz ergeben sich augenblicklich materielle Konsequenzen in Form von Bindungskräften zwischen Atomen, zwischen geladenen Strukturen, also auch zwischen Molekülen.

Demnach wäre der freie Wille die Ausnutzung des »Stand-by der Möglichkeiten« unter Verwendung des Bewusstseins, das wir bereits als Hersteller von Beziehungen und Steuerung der Vakuumenergie bezichtigt hatten. Die Freie-

Wille-Funktion »Arm heben« ist gestartet und läuft über angeborene Struktur-Resonanz-Verstärker-Kaskaden automatisch weiter.

Der Einsatz des Glaubens und des Willens könnte demnach identisch sein mit der Steuerung der virtuellen/realen Photonenausschüttung aus Elektronen heraus mithilfe der Skalarfeld-Matrix, wobei die Steuerung selbst ein Kohärenzphänomen darstellen müsste.

Ein Hinweis für die Richtigkeit dieses Modells könnte die Spinstellung der Teilchen und das Verhalten der Elektronen aufgrund des Glaubens des Experimentators sein (Kapitel 4: »Das Bewusstsein steuert die Materie«).

Gefühl, Glaube und Bewusstsein sind Teil des Geistes. Doch wo ist nun der Geist?

Entsteht er in meinem Körper, oder ist er unabhängig von mir bereits vorhanden? Habe ich Zugriff auf den Geist auch ohne Körper? Ist vielleicht mein »Ich« ein holografischer Ausschnitt eines universalen Geistes?

Diese Fragen werden nicht das erste Mal gestellt. Grob genommen gibt es zwei Anschauungen zu dem Problem:

1. **Reduktionismus:** Bewusstsein ist eine zwangsläufige Folge der Aktivität von Nervenzellen im Gehirn. Bewusstsein (und/oder Geist) ist ein Produkt der Materie ab einem gewissen Grad von Komplexität. Einfache Organismen haben aufgrund simpler Informationsstrukturen deshalb auch kein Bewusstsein.
2. **Dualismus** *(Eccles):* Der Geist existiert unabhängig vom materiellen Gehirn. Über seine Entstehung weiß man noch nichts, aber sie ist nicht von der Entstehung

des Gehirns abhängig. Beide Ebenen, Geistebene und Gehirnebene, wechselwirken miteinander. D.h. der Geist kann die Aktivität von Neuronen im Gehirn steuern und so z.B. Muskelbewegungen auslösen. Umgekehrt kann er den Nervenzellen Information entnehmen, z.B. über momentane sensorische Inputs der Sinnesorgane.

Die zweite Anschauung erinnert sehr an unsere intelligenten unsterblichen Elektronen.

Was ist nun richtig? Wir müssen uns an die Antwort herantasten.

Zuerst einmal gibt es ein Missverständnis, das beseitigt werden muss. Das Wort Bewusstsein wird zu breit benutzt. Wir wollen differenzieren:

- **Tages-Bewusstsein**

Das Gegenteil ist Bewusstlosigkeit.
Wir wollen dieses Bewusstsein beschreiben als ein Wahrnehmen (Spüren) der Tätigkeit der Großhirnatome, die Wechselbeziehung mit Quanten unserer Materie und Quanten außerhalb des Körpers.

Ort des Primärgeschehens des Tagesbewusstseins sind wahrscheinlich die Mikrotubulisysteme.

Alle Zellen haben Mikrotubuli. Sie bilden kilometerlange Hohlröhren, die als Hohlraumresonatoren elektromagnetische Schwingungen leiten können. Durch Anästhetika, also durch Betäubung, werden Mikrotubuli-Leitsysteme außer Gefecht gesetzt – wir verlieren unser Bewusstsein, einschließlich bewusster Erinnerung. Das Tagesbewusstsein wird hauptsächlich durch meine Erfahrungen beeinflusst. Erfahrungen korrelieren mit meinem Glauben – es entsteht ein subjektives Pseudowissen, das einen »Es-ist«-Zustand für meinen Körper darstellt.

Glaube lässt keinen Zweifel zu, er verfestigt das subjektive Wissen und die Realität. Der so entstandene Zustand entspricht der Dauerbeobachtung eines Quantensystems, das keine Wahrscheinlichkeitswellen zulässt.

Das bedeutet: Tagesbewusstsein moduliert, determiniert und organisiert mithilfe aller Urkräfte, also mit diversen Energien, mit Materie und mit Resonanz – das erschafft die Realität.

Das Wort Realität entstand ursprünglich aus res (Ding) und revi (denken), man kann übersetzen mit »alles, woran du denkst«.

Realität ist, was wir »als wahr seiend« denken.
Was wir »als wahr seiend« denken, bestimmt unseren Glauben.
Was wir glauben, basiert auf unseren Wahrnehmungen.
Wahrnehmungen basieren auf ausgewählten Beziehungen.
Beziehungen werden über Ziele gesetzt.
Ziele beruhen auf unserem Denken.
Was wir denken, wird dadurch bestimmt, was wir wahrnehmen.
Was wir wahrnehmen, bestimmt, was wir glauben.
Was wir glauben, halten wir für wahr.
Was wir für wahr halten, ist unsere Realität

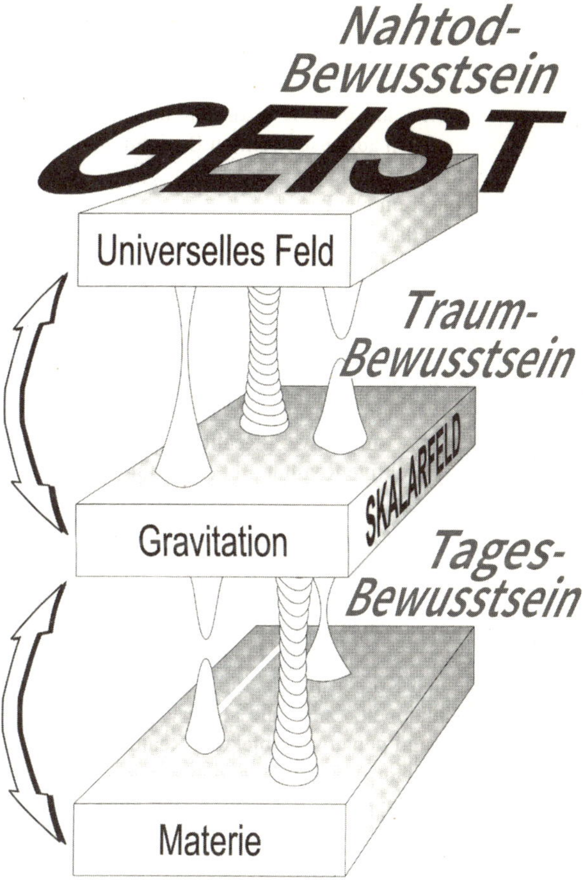
Nahtod-
Bewusstsein
GEIST
Universelles Feld
Traum-
Bewusstsein
SKALARFELD
Gravitation
Tages-
Bewusstsein
Materie

Abb. 14

Wir kommen nicht aus dieser Mühle heraus. Andere Autoren haben diese Spirale in ganz ähnlicher Weise auch schon dargestellt. Realität ist Glaube; Glaube ist subjektive Realität. Daraus besteht unser Alltags- oder Tages-Bewusstsein. Objektive Realität gibt es für uns nicht.

- **Traum-Bewusstsein**

Hier dominiert das Entkoppeln der Inputs. Es ist ein Wahrnehmen (Spüren) der Eigenbeziehungen der Atome einiger Gehirnareale mit einem Teil angeschlossener Körper-Verbindungen. Viele dieser Verbindungen vom Gehirn in meinen Körper hinein sind, ebenso wie die Inputs einiger Sinnesorgane, abgekoppelt, z.B. die Innervation der Skelettmuskeln. Traumgeschehnisse sind genauso subjektive Realität für den Körper wie das Tagesbewusstsein. Um zu verhindern, dass wir uns im Traum verletzen, wird die Gehirnsteuerung der Arm- und Beinmuskulatur abgeblockt. Deshalb können wir im Traum nicht herumirren, aber alle anderen Aktivitäten des Körpers sind subjektiv real.

Die Folge der Entkopplungen sind weniger makroskopische Resonanzbeziehungen, weniger Materiebindung und dafür mehr Freiheitsgrade für Resonanzen mit freien Elektronen, ausgehend von Nervenmembranen, also mehr Fernwirkungsmomente.

- **Nahtod-Bewusstsein**

Diese Form des Bewusstseins ist gekennzeichnet durch weitere Entkopplung des Geistes vom materiegebundenen Resonanzgeschehen. Zusätzliche Aktivität freier Elektronen (Freier Radikale) findet statt. Das bedeutet, entsprechend dem vorher Erwähnten, vermehrte Aktivität im universellen Raumzeitgeschehen. Es ist ein Wahrnehmen (Spüren) der »Bewusstseinssphäre« der Atome und Elektronen außerhalb der Körpermaterie.

Der Kardiologe *Michael Sabom* hat systematische Untersuchungen zu Nahtoderfahrungen angestellt. Er hat dabei alle strengen wissenschaftlich-methodologischen Kriterien, die heute bei psychologisch relevanten Experimenten anzulegen sind, beachtet.

Wenn Lebensvorgänge sich dem Tod zuwenden, dann wird das Bewusstsein von seinem materiellen Substrat im Gehirn befreit. Die Erfahrungssammlung gelangt in ein neues Stadium. Nerven bekommen keine Energie mehr und stoppen ihre Arbeit. Das allerdings ist kein Beweis dafür, dass der menschliche Geist damit aufhört zu existieren.

Energie und Gefühl sind verknüpft

Um weiterhin nach dem Geist in uns zu suchen, wollen wir in uns hineinhorchen, um herauszufinden: »Wie entsteht ein Gedanke?«

Das Gehirn, in dem wir die Entstehung eines Gedankens erwarten, ist beschreibbar: Milliarden Nervenzellen, Synapsen und Transmitter zaubern etwas zurecht. Nehmen wir an, wir bauen so ein System technisch analog mit künstlichen Teilen exakt funktionierend auf und lassen dieses Robotersystem auf Reize antworten. Lebt dieses Gehirn dann? Hat es ein Bewusstsein, Tages-, Traum-, Nahtodbewusstsein? Würde es sich freuen und ärgern über sensorische Eingaben, so wie das biologische Gehirn?

Wenn wir der Meinung sind: nein, dann müssen wir herausfinden, was also die Erfahrung des Geistes ausmacht, denn das ist es ja wohl, was uns von der Erlebniswelt des Roboters trennt. Versuchen wir es.

Analysieren wir einmal in Zeitlupe, wie so ein bewusstes Erlebnis durchgesteuert wird:

1. Wir denken, erkennen gedanklich, gefühlsmäßig (A-Gefühl) ein Ziel, eine Situation, ein Geschehen, z.B. die Trennung einer engen Beziehung.
2. Jetzt entwickelt sich ein neues Gefühl (B-Gefühl), das motivativ bewirken soll: die Situation dem Körpergeschehen anzupassen, das Geschehen zu würdigen (das Ziel erreichen), z.B. im hier dargestellten Fall Traurigkeit.
3. Aufgrund des B-Gefühls wird jetzt (evtl. außerhalb des Gehirns) Materie gesteuert; periphere Nervenaktivität, Transmitterausschüttung mit hoher Verstärkerwirkung, z. B. Tränen werden gebildet und ausgeschüttet, wir weinen.
4. Aufgrund der Materiesteuerung mit Transmitterausschüttung ergeben sich Folgegefühle durch aktivierte Hormone im Feedback-Loop (C-Gefühl), z.B. Erleichterung.
5. Das Erleben und Wahrnehmen der Beziehungen 1. bis 4. wird zur Erfahrung.

Wir suchen nach Parallelitäten zwischen unserer Gefühlswelt und dem Quantengeschehen.

Dabei stellen wir fest: Nicht viel anders als die oben aufgezeigten Geschehen 1. bis 5. verläuft die Elektronenkommunikation aufgrund der Absorber-Theorie. Tatsächlich haben Gefühle, Glaube und Geist einerseits und Elektron/Quant andererseits verblüffende Parallelen. Gefühle, Glaube und Geist unterliegen quantenmechanischen Gesetzen: Unschärfen, Komplementaritäten, Quantensprüngen, Nichtlokalitäten.

Die Unschärfe können Sie selbst ausprobieren: Stellen Sie sich die Aufgabe, Ihr momentanes Gefühl zu analysieren. In dem Augenblick, in dem Sie das tun, ist das Gefühl plötzlich verschwunden und hat einem neuen Gefühl Platz gemacht (einer Art Neugier oder Motivation). So wird es Ihnen immer ergehen, ein Gefühl lässt sich durch den Intellekt nicht bestimmen. Konzentrieren Sie sich dagegen auf eine rein intellektuelle Handlung, dann werden die Gefühle verdrängt.

Gefühl und Intellekt sind komplementär, es gilt die Unschärfe.

Diese Unschärfe ist über die Messung des Widerstandes an Schweißdrüsen sogar gut messbar.

Bohm hat ein ähnliches Beispiel: Wenn Sie sich auf den Inhalt eines Gedankens konzentrieren, dann verlieren Sie die Richtung aus dem Auge, in die der Gedanke gerade gehen will. Konzentrieren Sie sich allerdings auf die Richtung des Gedankens, sehen Sie seinen Inhalt weniger genau.

Ein Gefühl und eine Empfindung sind zwei völlig verschiedene Vorgänge.

Ein Gefühl wird nicht wahrgenommen, es ist eigenständig agierend.

Bei einer Empfindung wandern Elektronen von einem Ort zu einem anderen. Die Empfindung entspricht einer quantenphysikalischen Ortungsmessung mit dem Wahrnehmungsapparat.

Erinnern wir uns nochmals an das Modell, wonach Elektronen unter anderem uns Menschen aufbauen, um Erfahrungen zu sammeln. Für uns Menschen (und für Elektronen in uns) gibt es zwei Arten von Erfahrungen.

a) Erfahrungen, wie sie bewusst seit unserem höheren Embryostadium gesammelt werden,
b) Erfahrungen, die Jahrmillionen in die Vergangenheit reichen und als Erlebnisse unserer Vorfahren via Gefühlswelt vererbt werden.

Diese Erfahrungen wirken im täglichen Leben unbewusst als permanente Gefühlsinduktoren und verwenden Symbolsprache.

Psychosomatik

Wir sind gewohnt, mit der Sprache zu kommunizieren. Worte haben Bedeutung, und das wird umgesetzt in Sinn und Aktion. Elektronen in uns produzieren zwar die Sprache und entschlüsseln den Sinn, sie können aber nicht direkt mitreden.

Wenn Nachrichten von Elektronen direkt durchgesteuert werden sollen, gelingt dies durch das Gefühl. Wenn ich das Gefühl Mattigkeit, Erschöpfung als Aufforderung verstehe, werde ich, falls möglich, mit einer Entspannungspause antworten. Mache ich das rechtzeitig und ausreichend, so wird das Gefühl gelöscht und macht einem anderen Gefühl Platz, wie Leistungsbereitschaft und Motivation, was wieder zu einer Antwort des Körpers führt.

Die Unschärfetheorie ist anwendbar auf die Gefühlswelt: Intellektuelles Denken und Gefühle schließen sich aus, wie mit dem sogenannten Lügendetektor messbar. Wir haben das Methodenprinzip optimiert, und unser Gerät zeigt jede Gefühlsregung an. Die Anzeige läuft Richtung neutral, wenn dem Probanden eine leicht zu bewältigende intellektuelle Aufgabe abverlangt wird.

Was ist Träger dieses Geschehens?

Wir wissen aus der Quantenphysik: Die Lage eines Objekts im Raum ist seinem Impuls komplementär. Um also zu erkennen, wo ein Ding ist, muss man auf die Erkenntnis verzichten, wie es sich bewegt und in welche Richtung es sich bewegt.

Weiter: Zwischen Impuls und Wellenlänge eines Quants existiert der gleiche Zusammenhang wie zwischen Energie und Schwingungsdauer:

1/Wellenlänge = räumliche Frequenz (k) = Impuls;
(I = hk)
1/Schwingungsdauer = zeitliche Frequenz (f) = Energie;
(E = hf)
h ist die Planck-Konstante (Wirkungsquantum)

Wir können daraus das Analoge für unsere Gefühlswelt ableiten:

Gefühle entsprechen dem Impuls und der Energie.
Gefühle sind elektromagnetische Schwingung.
Intellekt entspricht der Orientierung im Raum, der Ortsgenauigkeit.

Weiterhin ist bekannt:
Zeit ist nur bestimmbar, wenn die Energie unbestimmt bleibt und umgekehrt. Laut Psyche gilt, entsprechend den Ergebnissen der Methode Lügendetektor:
Intellektuelles Denken ist nur bestimmbar (festlegbar), wenn Gefühle unbestimmt bleiben und umgekehrt.

Analogisieren wir diese beiden Aussagen, dann folgt:
Zeit und Ort = Denken (intellektuelles)
Energie und Impuls = Gefühle

Wir wissen bereits aus unserer eigenen Erfahrung:
Denken verläuft folgerichtig, logisch, das heißt in der Zeit hintereinander und im Raum adäquat.

Gefühle dagegen steuern unsere Energie.

Da Gefühle – wie eben aufgezeigt – selbst mit Energie gleichzusetzen sind, funktioniert dies völlig problemlos.

Änderung der Zellenergie ist korreliert mit der Änderung eines Gefühls. Änderung eines Gefühls ist korreliert mit der Änderung der Zellenergie. Energietransformation heißt Gefühlstransformation.

Die Formel dafür lautet:

$$G = a\,(E_v - E_n)$$

G = Gefühl, a = Proportionalitätsfaktor, E_v = vorhandene Energie, E_n = notwendige Energie

Ist die vorhandene Energie deutlich geringer als die für die psychische Bewältigung der Situation notwendige Energie, dann wird das Gefühl nicht nur rechnerisch negativ, sondern auch psychisch. Das hat Konsequenzen für alle Körperfunktionen. Wenn der Zustand über längere Zeit anhält, dann sieht die Zukunft für den betroffenen Organismus nicht gut aus. Negative Gefühle wirken nachweislich destruktiv, vor allem auf das Immunsystem.

Ein niedriger Zellenergielevel hat auch aus einem anderen Grund massive Auswirkungen auf die Psychosomatik (siehe auch »Risiko Wohlstandsleiden«): Unsere vegetativen und hormonellen Regulationen verlaufen normalerweise weitgehend automatisch über Regelkreise. Gut funktionierende Regelkreise benötigen zur Stabilität die laufende Zufuhr hoher Energiebeträge, und das über die gesamte Regelkreisstrecke an jeder Stelle. Fallen nur an einer Stelle die Energieproduktion und Zufuhr aus, dann ist der Regelkreis nicht mehr geschlossen und ist auf Hilfe angewiesen oder bricht völlig zusammen.

Gefühl und Glaube sind Teil der Psyche, also des Verhaltens.

Die Psyche mit Gefühl und Glaube ist physiologischerweise ein starker Modulator der Regelkreisenergie. Ein stabiler Regelkreis lässt sich durch die Psyche nicht durcheinanderbringen.

Völlig anders ein energetisch geschwächter Regelkreis.

Hier übernimmt fast ausschließlich die Psyche das Sagen. Wenn also die Zellenergie ATP zur Aufrechterhaltung von Resonanzfunktionskreisen (etwas anderes ist ein Regelkreis nicht) weniger wird, dann kommen die Psychokräfte stärker ins Spiel. Mit dem ganzen Register, das der Psyche zur Verfügung steht, kann dann zwischen Angst, Unruhe, Nervosität und – wenn strategisch trainiert – Gelassenheit, Selbstwertgefühl und Ruhe hin- und hergeschaltet werden mit allen Folgeerscheinungen.

Da mit höherem Alter die Regelkreise aufgrund von Energiemangel instabiler werden, ist bei älteren Menschen der Einfluss der Psyche, der Gefühle, des Glaubens und – daran gekoppelt – der Erinnerung deutlich stärker als bei jungen Menschen.

Zu diesem Zeitpunkt besitzen die Älteren durch viele Jahre Erfahrungen mehr oder weniger Weisheit. Sie gönnen sich durch mehr Erinnerung und Imagination vorrangig gute Gefühle, die der Regelung des Körpers nun zugutekommen. Die Verinnerlichung ist die Vorbereitung zum Ablösen von der Realität, der Materiebildung und eine Hinwendung zur Energie. Alte Kulturen und Naturvölker weisen diesen Weg auf.

Dieser Zusammenhang ist heute offensichtlich allgemein nicht erkannt worden, denn bei jungen und alten Menschen nehmen gleichermaßen psychosomatische Funktionsstörungen rapide zu.

Haben sich die Betroffenen in eine Angstspirale eingeklinkt, dann wird die Außenwelt abgeschottet, da die Körpersensationen aufgrund des Angstgefühls die ganze Aufmerksamkeit binden und damit unweigerlich die Verfestigung bewirken. Ein Ausklinken aus der schädigenden

Spirale ist nur möglich, wenn das Körperinteresse auf Außenkurs gebracht werden kann. Dann ergibt sich die Chance, dass das Angstgefühl ausgetauscht wird gegen Neugier, Explorationsdrang, Motivation, Interessen. D. h. zur Außenwelt hin werden neue Realitäten geschaffen, und die Dauerbeobachtung der Angstfolgen, die immer die Ausbreitung einer neuen Wahrscheinlichkeitswelle blockiert, wird abgeschaltet.

Wenn alles gut geht, kann nun die Innenwelt auf einer »frischen« Energiewelle laufen. Auch die Dominanz des negativ psychisch kontrollierten Eigenfeedbacks wird abgebaut. Alles läuft automatisch harmonisch bis zum nächsten »Anfall«.

Die betroffenen Menschen spüren intuitiv, dass es etwas gibt, was ihnen die notwendige Ruhe bringen kann, können es aber nicht greifen.

Weitgehend unbekannt ist auch, dass es angeborene Glücksgefühle mit archaisch bestimmten Merkmalen gibt: Duft von Heu (Cumarin), grüne Vegetation, klares und plätscherndes Wasser, Vögelgezwitscher.

In Unkenntnis dessen, was ihnen fehlt, hängen die Menschen sich an die Esoterik. Zweifellos nutzen die Leader dieser Welle geschickt die natürliche Sehnsucht der Menschheit nach Übersinnlichem aus, zum oft eigenen kommerziellen Vorteil.

Unabhängig davon muss man sich fragen, ob die Sehnsucht nach Kenntnis der Kräfte, die hinter unseren Lebensphänomenen stehen, nicht ernster genommen werden muss. So, wie das ganze Gebiet sich darstellt, könnte möglicherweise vielen Menschen in psychischer Not geholfen werden.

Kehren wir zurück zur Projektion unserer Gefühlswelt aus der Quantenwelt heraus.

Was also ist der Geist?

Aus allem, was wir uns bisher spekulativ erarbeitet haben, ist folgende Erklärung des Geistes plausibel:

- Der Geist ist die sich laufend verstärkende Unsymmetrie in der Matrix des Subquantenfeldes und der Raumzeit (analog Gravitation, analog Skalarfeld, analog Higgs-Feld).
- Der Geist ist eine intelligent sich fortentwickelnde »Störung« der Gleichförmigkeit dieser Felder.
- Der Geist wirkt im Vakuum und baut Materie, einschließlich uns Organismen, auf, um vielfältige »Erfahrungen« zu berücksichtigen.
- Der Geist hat Zugriff auf die Gesamtheit aller Elektronen.

In dieser Sichtweise sind wir Teil des Geistes und sind deshalb an seiner Universalität beteiligt.

Das **Bewusstsein** ist allgemein der aktuelle Zugriff auf die Schaltstelle im Vakuum zur Herstellung von Beziehungen und Erzeugung der Realität.

Die **Gedanken und Vorstellungen** sind die Momente, in denen in unserem Körper energetisch die virtuelle Welle zur Realität, zur Manifestation aufgeladen wird (Spinbeeinflussung).

Der **Wille** adressiert die Angebotswelle und akzeptiert die Bestätigungswelle, das heißt, er dirigiert das Resonanzziel und die Reflexion, also das Feedback.

Der **Glaube**, das körpereigene Wissen, die Erfahrung, manifestiert und verfestigt Quelle und Ziel einer Interferenzschwingung, repräsentiert also den Ist-Zustand durch eine Art »Dauerbeobachtung«.

László meint, dass wir nur sensibel für Quanten-Vakuum-Wechselwirkungen sind, wenn chaotische Momente und nicht stabile Regelmomente vorherrschen.

Diese Meinung stimmt mit meiner Darstellung überein. Wenn stabile Regelkreise vorliegen, kann es keine Veränderung durch Einwirkung geben, da feste Resonanzbeziehungen (Verfestigungen, Beobachtungen) existieren.

Drogenkonsum schafft Chaos in dem mithilfe der DNA geordnet aufgebauten Organismus. Neue ungebahnte Resonanzmöglichkeiten werden möglich. Deshalb werden beim Drogenkonsum vermutlich die Chancen zur Einwirkung in die Vakuumenergie erhöht.

Es sind nun zwei Möglichkeiten denkbar in der Beherrschung der Vakuumenergie:

1. Wille und Glaube des Individuums regeln selbstständig mithilfe des Gehirns die Energiezufuhr in das Vakuum, wobei über den»Vakuumschalter« aus den vorhandenen, dauernd tastenden virtuellen Quanten reale gemacht werden. In der Folge ergibt sich Realitätsbildung. (Entspricht einer Weiterführung des Reduktionismus.)

2. Wille, Glaube, möglicherweise auch Gefühlskräfte sind Teile des Geistes und universell bereits vorhanden. Zur Steuerung der Vakuumenergie werden diese »Muster« mithilfe des Gehirns als eine Art Kanalisierung zum Nutzen des Individuums verwendet. (Entspricht in etwa *Eccles'* Vorstellungen, also einer Weiterführung des Dualismus.)

Welche dieser beiden Möglichkeiten stimmt, kann unmöglich heute festgelegt werden. Alte Traditionen favorisieren die 2. These.

Und wenn man daran denkt, dass mehrere Nobelpreisträger und Erfinder berichten, ihnen sei der entscheidende Fortschritt ohne jede intelligente Anstrengung, manchmal sogar im Traum eingefallen (wörtlich genommen), dann ist die Vorstellung eines universell vorhandenen Geistmusters, das Wissen und Glauben hervorbringen kann, nicht einmal ganz abwegig.

Einige Zitate bedeutender Physiker zu diesem Komplex:

Jack Sarfatte: »*Wir haben erkannt, dass Bewusstsein und Energie eins sind.*« (Sarfatte, 1975)

Jung: »*Psyche und Materie sind aus demselben Stoff.*«

Eddington: »*Der Stoff der Welt ist Geist-Stoff.*« (Koestler, 1980)

Jeans: »*Nimmt man die unterschiedlichen möglichen Beweisführungen zusammen, wird es immer wahrscheinlicher, dass Realität mit ›geistig‹ treffender beschrieben wird*

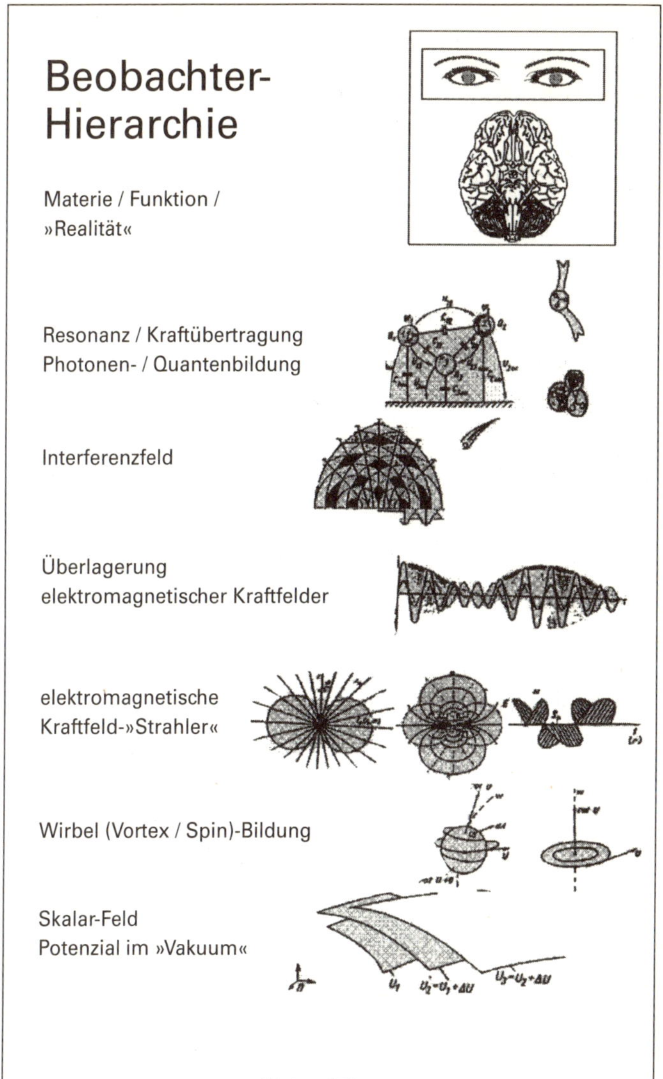
Beobachter-Hierarchie
Materie / Funktion / »Realität«
Resonanz / Kraftübertragung
Photonen- / Quantenbildung
Interferenzfeld
Überlagerung
elektromagnetischer Kraftfelder
elektromagnetische
Kraftfeld-»Strahler«
Wirbel (Vortex / Spin)-Bildung
Skalar-Feld
Potenzial im »Vakuum«

Abb. 15

als mit ›materiell‹... das Universum scheint einem großen Gedanken ähnlicher zu sein als einer großen Maschine.« (*László*, S. 28)

Louis de Broglie: *»Physik, Metaphysik, Fakten und Ideen, Materie und Bewusstsein sind ein und dasselbe.«*

Max Planck: *»... es gibt keine Materie, sondern nur ein Gewebe von Energien, dem durch intelligenten Geist Form gegeben wird ...«*

Heisenberg: *»Die übliche Teilung der Welt in Subjekt und Objekt, Innenwelt und Außenwelt, Körper und Seele ist nicht mehr angemessen.«* (Davies und Brown, 1993)

Wenn unser Bewusstsein im Experiment Spins ausrichten kann, dann heißt das physikalisch, dass unser Bewusstsein Kräfte sogar über die Grenzen unseres Körpers hinaus dirigieren kann.

Daraus ergibt sich wieder die Frage (entsprechend dem Abschnitt »Sind wir durch intelligente Elektronen repräsentiert?«):

Modell der Verfestigungs-Kaskade (Realitätsbildung) unter Beteiligung des Bewusstseins

Grobdarstellung

- Teil des Geistes sind Gedanken, Vorstellungen, Gefühle und der Glauben.
- Der Geist kann Spin-Einstellungen beeinflussen.
- Die Energie, die notwendig ist, um Spin-Einstellungen zu beeinflussen, kann in bestimmten Fällen 10^{-13}-mal kleiner sein, als bisher allgemein zu anderen Beeinflussungen verwendet.
- Ort der Energieübertragung ist das Vakuum.
- Elementare Wirkung der Beeinflussung: Aus virtuellen Energiephänomenen werden durch Energiezufuhr und Aufpfropfung auf virtuelle Photonen reale Zustände.
- Die Beeinflussung der Vakuumenergie durch Gedanken, Vorstellungen, Gefühle und Glauben funktioniert über die Grenzen unseres Körpers hinaus.
- Ursache für die Fernwirkung ist die »Nichtlokalität«.
- Nichtlokalitätseffekte lassen sich mit *Feynmans* Absorber-Theorie erklären. Sie werden besonders effektiv durch Kohärenz (Doppel- oder Mehrphotonen mit jeweils entgegengesetzten Spinausrichtungen, die in der Summe null ergeben und eine Einheit darstellen).

Modell der Verfestigungs-Kaskade (Realitätsbildung) unter Beteiligung des Bewusstseins

Feindarstellung

- Gedanken sind potenziell eingeprägt im Higgs-Feld (Subquantenfeld, Skalarfeld).
- Gedanken werden von Elektronen getragen, die ihre Eigenschaft verändern, z.B. ihre Bewegungsrichtung, Polarisation, Spin.
- Die Änderung der Eigenschaften der Elektronen ist mit der Aussendung von realen Photonen verbunden, die vorerst als kugelförmig sich ausbreitende elektromagnetische Schwingung betrachtet werden müssen.
- Elektromagnetische Schwingungen breiten sich als Welle kugelförmig aus und erhöhen damit raumübergreifend die Wahrscheinlichkeit auf Absorptionsstrukturen, auf Resonanz zu stoßen.
- Die Welle trifft auf virtuell aktive kurzlebige Vakuumeruptionen, die zum Teil in Polarisation und Frequenz in Resonanz mit der eintreffenden Welle liegen. Es findet Energieübertragung statt.
- Die virtuell aktive kurzlebige Vakuumeruption wird durch die Energieaufladung zu einer elektromagnetischen Welle mit Fernwirkung, die ihrerseits Elektronen anregen kann.
- Alle Elektronen können antworten.
- Durch die »Echoaussendung« der neu angeregten Elektronen (avancierte Welle in die Vergan-

genheit) kommt es zur Verfestigung, zur Realität.

- Die Auswahl der geeigneten Elektronenkonfigurationen, das heißt die Einengung der Möglichkeiten, geschieht durch »Adressing«.
- Der Verfestigung liegt primär eine Spinfeinausrichtung zugrunde.
- Die Fernleitung im Organismus verläuft konduktiv von Molekül zu Molekül mit jeweiliger Verstärkung über die vorher dargestellte kugelförmige Wellenausbreitung.
- Die molekulare Wirkung besteht im »Öffnen spezifischer Tore«, wodurch eine Schar weiterer Signalgeber freigesetzt wird (z.B. Neurotransmitter). Jeder Neurotransmitter ist Sender neuer elektromagnetischer Wellen und bewirkt vielfältig weitere Verstärkung, d.h. diverse Antennen reagieren.
- Dieses Prinzip kann wieder und wieder fortgesetzt werden. Dadurch entstehen makroskopisch projizierte Wirkungen.

Warum nimmt das Gehirn eine Schlüsselfunktion ein?

In jedem menschlichen Gehirn befinden sich mehr als 10^{15} organische Großmoleküle. Setzen Sie jedes Molekül mit einer Ameise gleich und versuchen Sie sich dann alle Ameisen dieser Erde vorzustellen, dann kommen Sie auf die Zahl 10^{15}.

Allein in der Hirnrinde befindet sich pro Kubikzentimeter etwa sechs Kilometer Nervenleitung.

Es gibt 10 Milliarden Hirnzellen, jede hat durchschnittlich 10 000 Verbindungen. Möglicherweise verlieren wir täglich 10 000 dieser Zellen, was bedeutet, dass in 24 Stunden mehr als eine Milliarde Netzverbindungen ausgelöscht werden. Im Alter macht sich der Verlust bemerkbar.

Gliazellen (Glia, griech. Klebstoff) sind 10-mal mehr vorhanden als Nervenzellen. Die Gliazellen spielen sowohl im Gedächtnis als auch als immunkompetente Zellen eine Rolle.

Das Gehirn entspricht 2 Prozent unseres Körpergewichts, verbraucht aber 20 Prozent des aufgenommenen Sauerstoffs.

Der Energieverbrauch beträgt ca. 20 Watt.

Man kann leicht errechnen, dass ein Gehirn in der spezifischen Dichte der Energieumwandlung 100 000-mal intensiver arbeitet als unsere Sonne.

Bei einer Gehirnmasse von 1,35 kg verarbeitet das Gehirn freie Energie mit einer Dichte von 20 Watt/1,35 kg; also beträgt die spezifische Dichte 15 Watt/kg.

Die Sonne dagegen verwandelt nukleare Energie in elektromagnetische Strahlung mit der spezifischen Dichte von nur 0,2 mW/kg Sonnenmasse.

Gehirnzellen sind Gliazellen und Nervenzellen.
Was zeichnet eine Nervenzelle aus?

Nervenzellen sind Zellen mit relativ langen Fortsätzen. Diese Fortsätze vergrößern die Oberfläche der Zelle. Die

Oberfläche wird von funktionellen Membranen repräsentiert. Die Membranen sind zur Abgabe niedrig gepulster Hochfrequenzschwingung fähig, die lokal kohärent ist.

Stellen Sie sich einen Weihnachtsbaum im abendlich erleuchteten Stadtzentrum mit vielen künstlichen Lichtern vor. Wenn alle Kerzen zufällig durcheinanderblinken, dann ist der Weihnachtsbaum mit zunehmender Entfernung im Lichtermeer der vorüberfahrenden Autos bald nicht mehr erkennbar. Wenn aber 99 Prozent aller Kerzen zufällig an- und ausschalten, dagegen 1 Prozent synchron als Gruppe blinkt, so werden wir die Gruppe noch aus großer Entfernung klar vor dem Hintergrund identifizieren können.

Wenn ein großes Neuronenkollektiv im selben Takt, also kohärent funkt und sich mit einer anderen Neuronenkollektivsendung überlagert, dann ergeben sich momentane Superpositionen. An den Stellen, bei denen sich alle Felder aufaddieren, wird es am hellsten (das bedeutet: höchste Leistung).

Diese Muster sind das jeweilige Abbild subjektiver Wirklichkeit.

Im gesamten Gehirnbereich befinden sich deshalb dauernd leistungsstarke Interferenzmuster. Gezielt moduliert wird diese von Membranen ausgehende Hochfrequenzschwingung von vielfältigen elektromagnetischen Schwingungen, die zusätzlich von Neurotransmittern ausgehen. Das sind spezielle Moleküle, die winzige Spalten zwischen den Fasern überbrücken.

Während die Überlagerungen aller niederfrequenten Pulse im Gehirn als Elektroenzephalogramm EEG abgegriffen werden können, analog zum Elektrokardiogramm des Herzmuskels, werden die Hochfrequenz-Schwebungen bisher unbeachtet gelassen. Die Methode zur gängigen Untersuchung der elektromagnetischen Eigenschaften des Gehirns ist dringend erweiterungsbedürftig. Die Signale des Herzens werden neuerdings auf Hochfrequenzanteile untersucht mit einer unerwartet hohen Ausbeute an Zusatzinformation. Das wäre auch beim Gehirn zu erwarten. Die Methoden befinden sich aber noch im Versuchsstadium.

Gruppen von Neuronen feuern chaotisch. Das heißt: Dem Aktivitätsmuster liegt eine verborgene Ordnung zugrunde. Wie alle chaotischen Systeme reagieren die Muster extrem empfindlich auf geringste Einflüsse.

Mit anderen Worten: Das Gehirn ist ein Konglomerat aus Schwingungsmustern und Photonen/Quanten unterschiedlichster Energie mit der Tendenz zum plötzlichen Umkippen des Musters.

Da diese Schwingungsmuster und Energien von wasserhaltigen Geweben absorbiert werden können, gibt es Hohlleiterresonanzsysteme, die die Energien kanalisieren und an die richtigen Zielstrukturen leiten. Nach *Hameroff* schaltet Anästhesie das Bewusstsein dadurch aus, dass die Bewegung von Elektronen in den Mikrotubuli gehemmt wird. (Penrose, 1995, Hameroff et al., 1988)

Die Gehirnhälften der Hirnrinde verarbeiten Informationen verschieden.

Die linke Hirnhälfte versucht die ankommende Information in Worte und Zahlen zu strukturieren und in die Zeitachse einzuordnen (entspricht in unserer Darstellung dem rationalen Denken). Die rechte Hirnhälfte erzeugt aus den hereinlaufenden Informationen Bilder und weist den Bildern einen zeitlosen Raum zu (entspricht in unserer Darstellung dem Gefühl).

Zwischen beiden Gehirnhälften befindet sich ein dickes Verbindungskabel mit 250 Millionen einzelnen Verbindungsfasern. Das Vorderhirn fungiert als Regieanleitung der Kommunikation zwischen beiden Hälften.

Zwischen den Hirnhälften gibt es also eine Arbeitsteilung, die einerseits relativ streng Gefühl, Intellekt, Raum und Zeit auseinanderhält und andererseits diese Komponenten über das Vorderhirn gesteuert verknüpfen kann.

Gefühl ist der elektromagnetischen Schwingungsenergie zuzurechnen, der Intellekt knüpft direkt an Raum und Zeit, also an die Gravitation an.

Der Glaube, der sich sowohl des Gefühls als auch des Intellekts bedient, hat Zugriff auf die Energie und fixiert einen Ist-Zustand in der Zeit, sozusagen als »Dauerbeobachtung« und Verfestigung.

Das Limbische System ist der Gefühlsgenerator mit Zugriff auf alle Steuersysteme, die das Leben automatisieren können.

Keiner von uns macht sich klar, was Gefühle als Manifestation im Gehirn eigentlich sind.

Verfestigt werden Gefühle von einem aktuellen Mosaik bestimmter Moleküle, den Neurotransmittern (und Neuropeptiden). Diese Moleküle werden freigesetzt aufgrund einer bestimmten Reiz- und/oder Erregungskonstellation des Neuronengeflechts, bevorzugt im Gehirn und im daran angeschlossenen Immunsystem.

Die Neurotransmitter beinhalten Information, die an spezifischen Rezeptoren abgesetzt und in der Folge gelesen werden kann.

Jeder Transmitter hat seine ureigene Botschaft. Die Information ist – wie sollte es anders sein – als elektromagnetische Schwingung kodiert.

In jedem Moment werden so an Milliarden Stellen gleichzeitig innerhalb unseres Gehirns elektromagnetische Signale ausgesandt. Alle elektromagnetischen Signale sind mit einem Feld verbunden. Alle Felder überlagern sich gegenseitig, wodurch in jedem Augenblick ein einmaliges Interferenz-Hologramm entsteht.

Dieses Hologramm, das auf Kräften beruht, dirigiert die elektrischen Ladungen, also vor allem die freien Elektronen im Gewebe.

Wer und was kann Hologramme abtasten und dadurch das Gesamtsystem erkennen?

Sucht man die Antwort auf diese Frage, landet man – entsprechend dem bisher Dargestellten – unweigerlich bei den freien Elektronen. Sie können, verglichen mit Ionen, am schnellsten reagieren, um alle plötzlichen Änderungen des Musters nachzuvollziehen.

Elektronen sind imstande, alle Nachbarelektronen, die mit ihren besonderen Zuständen das Hologramm nachkonstruieren, zu konsultieren und insgesamt mit Angebotswellen abzutasten. Jedes Elektron, das den Abtaststrahl akzeptiert, sendet seinerseits einen Bericht über seinen spezifischen Zustand innerhalb des Hologramms zurück als Bestätigungswelle. So weiß jedes freie Elektron über fast jedes andere freie Elektron Bescheid.

Damit entsteht für alle die Übersetzung des Originals vom Hologramm.

Es gibt einen vagen Hinweis darauf, dass dieses Abtasten als Vorleistung zum Bewusstwerden tatsächlich existiert.

Libet und *Feinstein*, San Francisco, erhielten ein aufregendes Ergebnis ihrer Experimente: Das Gehirn beginnt bereits bis zu 1,5 Sekunden, bevor die Versuchsperson eine einfache willkürliche Handlung vornimmt, wie beispielsweise eine Hand heben, entsprechende Wellen auszusenden, dies völlig unbewusst.

Das Bewusstwerden der Entscheidung passiert erst 2/10 sec vor Beginn der Bewegung. Nur in dieser extrem kurzen Zeit des Bewusstwerdens kann der Handlungsimpuls noch gestoppt werden.

Die Interpretation dieses Ergebnisses:
Die Absicht zu handeln entsteht aus einer Aktivität, die nicht Teil unserer bewussten Wahrnehmung ist. Und:

Das Bewusstsein ist der Wächter über die vom Gehirn erzeugten Absichten.

Das passt zu meiner vorher vertretenen Interpretation,

wonach das Bewusstsein lediglich dem Zugriff zur Steuerung der Vakuumenergien entspricht.

Thalamus – das Tor zum Tages-Bewusstsein

Der Thalamus müsste eigentlich im Plural als Thalami genannt werden. Denn dieses seltsame Gehirnzentrum ist paarig angelegt, redundant.

Die Übersetzung des Wortes heißt »Frauengemach«. Mir ist unbekannt, was sich hinter dieser Namensgebung verbirgt.

Thalamus und Gehirnrinde (Kortex) bilden eine Einheit. Der Thalamus beinhaltet eigentümliche Kerne, die aus Neuronenzellen, aus Ganglien bestehen. Diese Kerne bilden das Tor zum Tagesbewusstsein.

Vom gesamten Informationstransfer erhält der Thalamus eine Kopie. Derartige Kopien sind elektrische Interferenzfelder. Anhand der interferierenden Feldmuster wird entschieden, ob das Tor zum Bewusstsein sich öffnet oder geschlossen bleibt.

Das jeweilige Muster schlägt sich in einer ununterbrochenen Oszillatorrhythmik nieder, ganz ähnlich wie der Herzrhythmus. Der Thalamus ist der Schrittmacher der elektrischen Gehirnaktivität, des EEG. Die Frequenzen des Thalamus variieren um 7,8 Hz herum. Langsame Frequenzen bis 15 Hz innerhalb des Gehirns werden vom Thalamus synchronisiert.

Je langsamer und synchronisierter die Wellen (Schlaf, Entspannung, Meditation, Koma), umso mehr schließt sich das Tor für den Weiterlauf der Information ins Bewusstsein. Werden dagegen Informationen aus der Um-

Holografisches Muster der Mikrotubuli in Nervenfasern

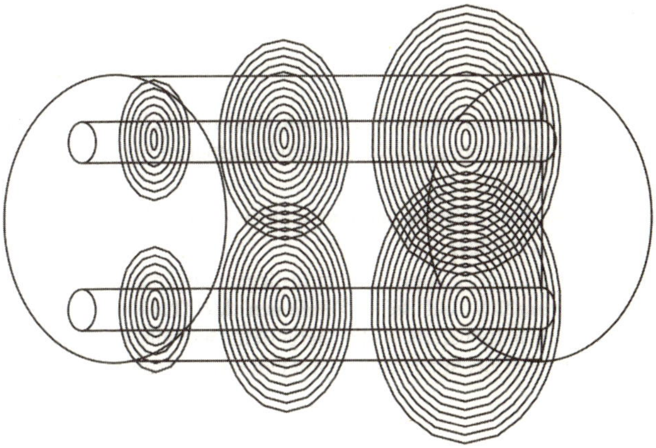

Abb. 16

welt aufgenommen und wird dadurch die Aufmerksamkeit auf diese Signale gelenkt (Vigilanz), dann wird das Tor zum Bewusstsein weit geöffnet.

Ein weiterer Türöffner ist das Vorderhirn, das uns bereits als Regie in der Kommunikation der beiden Gehirnhälften begegnet ist.

Beschädigung des Thalamus hat unter anderen Ausfällen eine Verwirrung des Zeitsinns zur Folge.

Zeitsinn lässt sich physiologisch nicht festlegen, angeboren gibt es keinen Zeitsinn. Vermutlich sind die Oszillationen des Thalamus mit der Zeit verbunden. Ich hatte bereits vorher dargestellt, wie unsere intellektuellen Gedanken die Zeit ins Spiel bringen, um Ordnung aufzubauen.

Ein wichtiger Teil des Thalamus ist der Hippocampus, eine Art Lernzentrum. Die Nervenzellen des Hippocampus sind die Schrittmacher einer ganz bestimmten Oszillation, des Thetarhythmus (4 bis 7 Hz).

Bei Kindern ist dieser Rhythmus immer dominierend, bei Erwachsenen dagegen nur im Schlaf, bei tiefer Entspannung und bei Meditation.

Der Rhythmus übergreift neben dem Hippocampus auch die Teile des Limbischen Systems, die Gefühle mit Duft koppeln. Das bedeutet, dass an einen Geruch immer Erinnerungen mit Gefühlen geknüpft sind.

Diese interessante Kombination hat große Bedeutung für die Steuerung von Lebensprozessen. Die enge Verknüpfung von Hippocampus und Limbischem System ermöglicht auch die Zuordnung von angeborenen Gefühlen mit bestimmten Situationen als Prägung.

Da das Limbische System einen direkten Zugriff zum Vegetativen Nervensystem und dem Hormonhaushalt hat, wird mit jeder Gefühlsregung der gesamte Körper beeinflusst. Außerdem gibt es einen Zugriff auf bestimmte wichtige Zentren im Hals-Kopf-Bereich (Medulla oblongata mit Formatio reticularis). Deshalb beeinflusst jedes Gefühlsniveau vorsorglich den Tonus unserer Skelettmuskulatur. Im Fall der Bedrohung und des Stresses wird der Muskel vorgespannt, um schneller reagieren zu können.

Umgekehrt wirkt der so veränderte Körperstatus zurück auf die Generierung der Gefühlsmuster.

Wir können, wie bei den Elektronen, unterscheiden zwischen Angebotswelle und Bestätigungswelle und schließlich Kraftübertragung. Wird z. B. durch ein gewisses Unsicherheitsgefühl der Muskeltonus angehoben und der Blutdruck erhöht, so erhöht sich rückgekoppelt die Frequenz des Theta-Rhythmus. Diese erhöhte Frequenz hat frappierende Auswirkungen auf die Generierung von Folgegefühlen.

Durch nun stattfindende Umschaltungen in bestimmten Zentren wird die Psyche von der Umwelt abgeschottet, und die erhöhte Frequenz kreist als Nervenerregung im Thalamus. Das ist die Voraussetzung, um in ein massives Angstgefühl zu gleiten, das erst dann seine Macht auf den Körper verliert, wenn Außenreize wieder ins Bewusstsein durchgesteuert werden.

Über die enge Verbindung zum Lernzentrum, den Hippocampus, kann die Auslösung von Angstgefühlen schnell gelernt werden – archaisch sicherlich sinnvoll, heute aber für Betroffene eine Quälerei.

Der Thalamus ist die Koordinationsstelle von Reizen und geistigen Prozessen, wie Gefühlen und Gedanken. Hier überschneiden sich nicht nur daraus resultierende elektromagnetische Felder, sondern vermutlich nehmen, wegen der strategisch einmaligen Situation, hier auch die geistigen Prozesse Einfluss auf die Raumzeit, die Gravitation (siehe Abschnitt »Die Gravitation – ein ungelöstes Rätsel«).

An dieser Stelle soll sehr kurz ein Exkurs auf das Thema »Ungeklärte Phänomene« gemacht werden. Z.B. ist völlig ungeklärt, wie die Leistung von verschiedenen Tieren vollbracht werden kann, über Hunderte von Kilometern Distanz über völlig unbekanntes Terrain nach Hause zu finden. In der Wissenschaft wird dieses Gebiet mit der Bezeichnung »Psitrailing« geführt. Im Rahmen dieses Buches wäre Ausführlichkeit unmöglich.

Ungeklärte Phänomene

Das Bemühen, parapsychologische Geschehnisse einer wissenschaftlichen Deutung zuzuführen, hat Tradition.

Einstein empfahl, auf parapsychologische Phänomene zu achten; ebenso *C.G. Jung* und *Pauli.*

Der berühmte Neurologe *W. Bechterew* versuchte die Wissenschaft von der Existenz einer psychischen Fernwirkung zu überzeugen. Er hielt eine elektromagnetische Theorie der Telepathie für wahrscheinlich und arbeitete mit *Pawlow* über Hypnose und Telepathie bei Tieren.

Einer seiner Schüler war der spätere russische Professor *Wassiliew*, der ausführliche Experimente nach wissenschaftlichen Kriterien durchführte und in einem Buch veröffentlichte.

Die Ergebnisse waren und sind heute noch äußerst spektakulär. Die Telepathie als Fernwirkung konnte reproduzierbar bewiesen werden mit Distanzen von 1700 Kilometern zwischen Sendern und Empfängern.

Von insgesamt 260 Versuchen zur telepathischen Befehlsinduzierung misslangen 27.

Als man aber die Hypothese einer elektromagnetischen Übertragung auf ihre Richtigkeit hin überprüfte, misslang das vollständig.

Die Menschen als Sender bzw. Empfänger wurden in Bleikammern mit 12 cm dicken Wänden gesetzt. Derartige Wände können nur ganz extrem kurzwellige oder ganz extrem langwellige elektromagnetische Energien durchdringen.

Beides ist mit der nötigen Leistung durch den menschlichen Organismus nachweislich nicht aussendbar. Dennoch funktionierte die Telepathie ohne Reduzierung.

Kalkuliert man, was von allen heute bekannten physikalischen Größen für den Effekt aus Bleikammern heraus möglich ist, dann bleibt nur die Gravitation übrig.

Die im Abschnitt »Die Gravitation – ein ungelöstes Rätsel« dargestellte wellenlose Gravitation hätte die beste Chance der Durchdringung; dies widerspricht aber der gequantelten Energie, deshalb spricht *Woltersdorf* von »außerphysikalisch«. Die Theorie von *Woltersdorf*, die er extra für die Parapsychologie formulierte, sollte man sich in der Wissenschaft genauer ansehen.

6 Wie Gefühle und Glaube unser Leben verändern

Wenn in diesem Kapitel jetzt viel von der Wirkung der Gefühle die Rede sein wird, dann sollten wir uns klarmachen, dass ein Gefühl nichts Materielles ist, obwohl es immer so impliziert wird. In allen Physiologiebüchern werden Hormone und Neurotransmitter genannt, die als Grundlage bestimmter Gefühle gelten. Auch in diesem Buch bleiben wir bei dieser Darstellung, um nicht völlige Verwirrung heraufzubeschwören. Aber eigentlich ist diese Sichtweise falsch.

Gefühle werden primär nicht gebildet, sondern sie entstehen als ein elektromagnetisches Kraft-Interferenzmuster (Hologramm), das durch eine Situation in uns oder in unserer Umgebung induziert wird. Eine für Gefühlsauslösung adäquate Situation in uns kann auch durch Imagination, durch bildhafte Vorstellung, entstehen.

Da bestimmte Situationen bei uns allen – wenn wir empfänglich für sie sind, wenn wir also »Antennen« für den geistigen Hintergrund der Situation ausfahren – die gleichen Zustände erzeugen, erleben wir alle durch »resonantes Mitschwingen« einer Situation auch die gleiche Gefühlsqualität (parallel zur Quantenenergieübertragung).

Deshalb war es möglich, Gefühlen Namen zu geben und uns über die Bedeutung der Gefühle durch Namen zu verständigen.

Um uns das Prinzip klarzumachen, dass so völlig anders arbeitet als z.B. das Individualbewusstsein, hier eine konstruierte Analogsituation:

Lässt man einen Ring plan auf eine stille Wasseroberfläche fallen, dann wird immer das gleiche Wellenmuster ausgelöst, völlig unabhängig davon, ob der Ring in einen See, einen Teich, ins Meer oder in die Badewanne fällt. Die ausgelöste Welle ist deshalb gleich, weil der Strukturaufbau des Wassers überall gleich ist. Die Wellen ändern sich nur mit unterschiedlichen Ringen.

Den Ringen entspricht die Induzierung des Gehirnmusters aufgrund der Situation.

Die Konsequenz des induzierten Musters besteht in der regionalen Aussendung von Neurotransmittern. Die wiederum prägen das nach außen gerichtete Geschehen, die Emotionen. Sie steuern den Körper und modulieren das momentane Gefühl um zu einer neuen Qualität.

Daraufhin erscheint mir die auslösende Situation in einem anderen Licht, was wiederum ein neues Muster induziert mit neuerlichen Konsequenzen für die Neurotransmitterausschüttung – ein Vorgang ohne Ende, solange kein Tiefschlaf auftritt.

Im Tiefschlaf scheinen wir eine Gefühlspause einzulegen, was, mangels Mobilisation des Stoffwechsels, dem Energiehaushalt nutzen kann. Nachteilig wirkt in dieser Phase die Auskühlung, da jede Stoffwechselwärme fehlt. Deshalb wird regelmäßig nach einiger Zeit auf Traumschlaf mit ausführlicher Gefühlsinvestition und gekoppelter Stoffwechselanregung umgeschaltet. Die Temperatur steigt wieder.

Ansonsten würden wir innerlich ersticken, denn Sauerstoff löst sich im Blut nur ausreichend vom Transportvehikel Hämoglobin, wenn die Kerntemperatur nicht unter 35 °C fällt.

Ekstase

Unsere Gefühle steuern unser Verhalten und haben Einfluss auf das Verhalten der Menschen in unserer Umgebung.

Gut erkennbar ist dieses Prinzip an dem außergewöhnlichen Zustand der Ekstase.

Jeder Mensch kann in Ekstase geraten. Der Begriff ist von dem griechischen Wort Ekstasis abgeleitet und heißt »aus sich heraustreten« oder »nicht bei sich sein«. Der Zustand war früher sehr begehrt, denn er erlaubte den Schamanen, mit Geistern zu kommunizieren und Zaubermacht zu erhalten.

Was passiert in diesem Zustand?

Der steuernde Einfluss des rationalen Denkens wird ausgeschaltet. Die bisherigen Ausführungen legen nahe, dass sich damit der orientierende Aspekt in Raum und Zeit verliert und selektiv der Gefühls- und Energiekanal das Sagen hat.

Reize, die zur Auslösung der Ekstase führen, z.B. laute, stark rhythmische Musik oder Lichtblitze, sind geeignet, das Denken auszuschalten. Dadurch ausgelöste Körperbewegungen verselbstständigen sich und übernehmen vollkommen die Regie; das Bewusstsein zieht sich zurück. Allein der Anteil des Glaubens, der vom Gefühl getragen wird, ist dann noch aktiv.

Dadurch gerät die energetische Komponente stark in den Vordergrund. Der Mensch kann »übermenschliche Kräfte« entwickeln.

Ein enormer Verstärker für diesen Zustand sind Menschen, die sich mit gleichem Ziel in Massen zusammenfinden. Innerhalb von Massen werden Menschen besonders empfänglich für die Induktion von gefühlsmäßig erlebbaren Situationen, wodurch von Mensch zu Mensch Verstärkungskaskaden ausgelöst werden.

Hier haben wir wieder eine Parallele zur Quantenwelt. Je mehr Masse, desto mehr Resonanzmöglichkeiten (siehe auch Seite 234: Das Homöopathie-Funktionsmodell).

Die Verstärkung eines Gefühls in der Menschenmasse funktioniert deshalb so hervorragend, weil im Gefühlsleben alle Menschen gleich reagieren (Resonanz). In der Masse ist der Mensch über dauerndes Feedback und Aufschaukelung deshalb zu Verhaltensweisen fähig, die er als Individuum nicht fertigbringen würde.

Auch der Marsch im Gleichschritt kann einen derartigen Masseneffekt auslösen. Wird gleichzeitig gesungen, dann können alle Denkmomente gelöscht werden.

Sekten verwenden ähnliche Methoden im Tanz, um ihre Anhänger hörig zu machen.

Drogen sind ein bewährtes Mittel, Ekstase auszulösen. Alkohol lähmt Hemmstrukturen und kann deshalb die Auslösung ekstatischer Zustände erleichtern.

Verliebtsein und Liebe – wie wir mit Drogen verzaubert werden

Pierre Teilhard de Chardin: *»Wenn wir Herr über Winde, Wellen, Gezeiten und Schwerkraft sind, werden wir uns die Energien der Liebe nutzbar machen ... Dann wird der Mensch zum zweiten Mal in der Weltgeschichte das Feuer entdeckt haben.«* (Chardin de, 1965)

Romantische Liebe gibt es in allen Kulturen, und überall läuft sie mit den gleichen Zeremonien ab. Das ist keine Überraschung, denn was die Liebe betrifft, da werden alle Menschen gleichermaßen von der Natur regelrecht überrumpelt. Man könnte fast sagen, die Natur wünscht sie um jeden Preis.

Der Mensch wird heute noch von – im Prinzip – 4 Millionen Jahre alten Riten beherrscht, die auf vielen Ebenen wirken:

- **Prägung:** Der Liebes-Code kann erst entschlüsselt werden, wenn ein Alter erreicht wird, in dem Kinder ausgetragen werden können.
- **Anziehung:** Mit Drogen werden wir magisch verzaubert.
- **Vertrautheit:** Hindernde Schamgefühle werden verdrängt.
- **Sex:** Der notwendige Kopulationsakt wird zu einer Ge-

fühlsorgie, die durch Lust nach Wiederholung verlangt.

- **Fürsorge:** Der Grundstein für den Schutz des eventuell kommenden Nachwuchses wird gelegt.

Die Riten ähneln frappierend den Methoden der Elektronen, die miteinander Verbindung aufnehmen:

Senden einer Angebotswelle, Senden einer Bestätigungswelle, Verfestigung durch energetische Kopplung, Folgewirkungen.

Bereits für das Sichnäherkommen von Mann und Frau arbeitet die Natur mit allen nur möglichen Tricks. Wir werden geradezu dazu gezwungen, Kontakt zu suchen, zu finden und Taten folgen zu lassen, wie es die Elektronen tun.

Magie der Liebe

Einige dieser Tricks sind so verblüffend erfolgreich, dass sie hier beschrieben werden sollen.

Wer sind die Akteure?

- An erster Stelle unsere angeborenen Gefühle. Diese Gefühle entsprechen der automatischen Beurteilung einer Situation und erledigen ebenfalls automatisch die Reaktionen, die dann als induziertes Muster Signalstoffe bevorzugt im Gehirn erzeugen.
- An zweiter Stelle stehen Duftstoffe und Pheromone, die nicht innerhalb meines eigenen Körpers Signale übertragen, sondern zwischen den Körpern.
- An dritter Stelle stehen Hormonrhythmen, die, in Abhängigkeit von diversen Umweltparametern (Licht,

Wärme, Farbe) und gleichzeitig diversen Innenweltparametern, uns geradezu überschwemmen. Bestimmte Blutlevels eines spezifischen Hormon-Drogen-Gemischs steuern damit die Reaktionsbereitschaft auf Reize.

- Rezeptor-Empfangsrhythmen sind die Variante des Vorherigen. Jeder Sender braucht Empfänger. Je mehr vorhanden sind, desto weiträumiger wird die Nachricht verbreitet. Auch diese Rhythmen sind immer aktiv und werden durch unterschiedlichste Konstellationen moduliert. Hier ist die sensibelste Stelle für rückgekoppelte Regulation.

Mit dieser Vorbereitung lösen ein Blick, eine Berührung oder auch nur der Gedanke einen Gefühlssturm aus, dessen angeborene Verstärkerkaskaden Körper, Geist und Psyche für Weiteres vorbereiten.

Ein Trick der Natur ist in dieser Stimmung die Erzeugung von Euphorie, manchmal bis zur Ekstase. In diesem Zustand verliert der Mensch alle Kritikfähigkeit, er ist magisch verzaubert.

Nur das wird beim Partner noch erkannt, was man erkennen möchte, und das ist jetzt nur Gutes.

Damit ist die Voraussetzung erfüllt, schnell tiefes Vertrauen aufzubauen. Das wiederum erhöht die Chance für einen möglichst schnellen sexuellen Kontakt, da Scham bei Vertrautheit in den Hintergrund tritt.

Dieses seltsame Gefühlsdoping wird ausgelöst und aufrechterhalten durch eine ganze Reihe synergistisch wirkender Komponenten.

Zuerst einmal wird Phenylethylamin ausgestoßen. Eine Drogensubstanz, die ein phantastisches Hochgefühl bewirkt (ist auch in wirksamen Dosen in schwarzer bitterer Schokolade enthalten).

Zusätzlich werden Opiatstoffe wie Endorphine reichhaltig ausgeschüttet. Sie erzeugen das wohlige Gefühl der Geborgenheit, Sicherheit und des Friedens. Man wünscht sich, dass die Situation ewig dauert.

Wehe, wenn die Drogen plötzlich abgesetzt werden, wie bei der Trennung. Die Sehnsucht, ausgelöst durch den Entzug, ist kaum zu ertragen.

Mit dem Gefühl Sehnsucht erhöht sich beim Wiederzusammentreffen die Chance, dass das Hauptziel der Natur, die sexuelle Vereinigung, noch schneller erreicht wird.

Was wir bisher besprochen haben, ist noch nicht der Zustand der reifen Liebe, sondern des Verliebtseins.

Eine weitere Droge (ein Hormon) kommt erst dann ins Spiel, wenn die sexuellen Kontakte beginnen.

Es ist Oxytocin. Dieses Hormon hat vielfältige Wirkungen, die alle in die gleiche Richtung gehen: Es bringt in die Sexualität Lustgefühl und Befriedigung und erzeugt gleichzeitig eine tiefe Verbundenheit zwischen den Sexualpartnern, gepaart mit einem Anflug von Mutter- und Vaterinstinkt.

Damit wird die Grundlage für die Ehe als Hort des Nachwuchses gelegt.

Schauen wir uns das bestens durchdachte Verführungssystem, das ausschließlich über Gefühle funktioniert, im Detail an:

Pure Sexualität

Erotik beginnt im Kopf. Durch die Aufnahme diverser Schlüsselreize, die von einem Sender in wohldosierter Weise ausgehen, können dann Phantasien und Wünsche entstehen, wenn das Hormonmosaik des Empfängers dafür gerade ausgelegt ist.

Sind die Wünsche als Imagination formuliert, wird Stickstoffmonoxid (NO) im Gehirn verstärkt ausgeschüttet und weitet die Blutgefäße. Ganz besonders betroffen davon sind die Blutgefäße der Geschlechtsorgane. Beim Mann werden mithilfe von NO die Gefäße des Penis, quasi als Sackgasse, prall gefüllt und damit zum geeigneten Begattungsorgan vorbereitet.

Gleiches passiert mit Vulva und Klitoris bei der Frau, wodurch eine Art hochsensible Führungsmanschette entsteht.

Durch erotische Stimulierung von Vulva, Penis, Hoden und Brustwarze entsteht die erste große Oxytocinflut.

Sie bereitet, unterstützt durch rhythmische Anspannung bestimmter Muskeln, die Orgasmen bei beiden Geschlechtern vor.

Unmittelbar vor und nach dem Orgasmus steigt der Oxytocinlevel auf das 2- bis 3-Fache an.

Er bewirkt beim Mann ein Zusammenziehen der Cremastermuskulatur, also der Muskulatur von Hoden und Samenstrang, es kommt zum Ejakulatausstoß.

Zweck: Die Spermien werden durch die Penisröhre in die Vagina regelrecht hineingeschossen, je höher, desto besser. Damit wird der Weg, den die Spermien aus eigener Kraft zurücklegen müssen, abgekürzt.

Bei der Frau schließlich bewirkt der hohe Oxytocinspiegel, dass sich Vagina und Uterus automatisch in mehrfachen Wellen kontrahieren.

Zweck: Durch eine Sogwirkung wird den Spermien – falls vorhanden – der Aufstieg zum Eileiter nochmals erleichtert.

Da die Frau zwar langsamer einen wirksamen Oxytocinspiegel aufbaut als der Mann, dann aber einen relativ höheren, kann sie ohne Probleme multiple Orgasmen haben, was wiederum die Wirksamkeit des Saugeffekts auf das Ejakulat erheblich verstärkt.

Bis hierher ist das Prinzip bereits hochintelligent durchkonstruiert.

Aber damit nicht genug.

Aus Oxytocin kann leicht unser Schlafhormon, das Vasotocin, gebildet werden. Dies aber nur, wenn ein Haupthormon unseres Körpers, das Melatonin, vorhanden ist. Melatonin wird aber erst nach Sonnenuntergang gebildet, wenn – archaisch gesehen – kein Licht mehr auf die Augen fällt. Zu dieser Zeit haben sich früher die Menschen schlafen gelegt, was sollten sie auch sonst machen. Man kam sich näher und hatte bei intimer Handlung Dunkelschutz, was dem angeborenen Schamgefühl guttat. Wenn also zu dieser frühen Nachtzeit aufgrund sexueller Praktiken der

Oxytocinspiegel hoch auflief, entstand in der Folge auch vermehrt Vasotocin. Das wiederum bedeutete ein schnelles Einschlafen nach dem Liebesakt.

Vorteil: Dadurch blieb die Frau in horizontaler Lage, und die Spermien konnten nicht, wie bei einer aufrecht stehenden Frau, der Schwerkraft gehorchend, den Rückweg antreten, sondern sie konnten sich vielmehr in aller Ruhe auf den Weg zum Eileiter machen.

Lust darf nicht unbegrenzt anhalten, das würde, vor allem aufgrund der Muskelanspannungen, zu viel Energie verbrauchen.

Der Absturz vom Lustgipfel, die Befriedigung, ist vorprogrammiert. Durch opiatähnliche Drogen, z.B. β-Endorphin, das im Lustrausch in großen Mengen freigesetzt wird, und durch ein weiteres Hormon, das Prolaktin, das ebenfalls durch mechanische Reizung der Brustwarze und Genitalien ausgeschüttet wird, regelt sich das System selbstständig mit gewisser situationsbedingter und individueller Bandbreite.

Geringe Mengen Prolaktin steigern die Lust, größere Mengen (Halbwertzeit 15 Minuten) dagegen dämpfen das Gefühl für Sexualität. Das bedeutet: Der Anfang jeder Affäre wird mit allen Mitteln hochgefahren, je länger die Sache dauert, desto stärker bremst sie sich ab.

Das Prolaktin wird uns gleich noch beschäftigen, aber vorerst zurück zum Oxytocin.

Der Sozialeffekt

Die Rolle des Gefühlsgebers (besser: Gefühlsverfestigers) Oxytocin ist keineswegs beendet.

Im Gegenteil: Das Intelligenteste im System kommt noch.

Nach der Befriedigung der rein sexuellen Handlungen bewirkt Oxytocin eine friedliche Stimmung und – falls der Schlaf noch nicht Oberhand gewinnt – den unbezwinglichen Drang nach Zärtlichkeit und Hautkontakt. Darauf aufbauend erleben die Partner engste soziale Bindung.

Beim Mann wird damit ein Part gegen das aggressiv machende Testosteron wirksam.

Bei beiden Geschlechtspartnern wird nun ein prägendes, dauerhaftes Gefühl der Verbundenheit erweckt; man möchte zusammenbleiben.

Genau das ist die Atmosphäre, die benötigt wird, um der nun eventuell schwangeren Frau langfristig männlichen Schutz zu geben.

Außerdem ist damit der Grundstein gelegt, um dem zukünftigen Kind eine »Aufzuchtvereinigung« bieten zu können, was für die Überlebenschancen des Kleinen größte Vorteile bietet.

Oxytocin fördert auch die »Putzsucht« am eigenen Körper. Das entspricht einer Förderung der Kosmetik und dient damit der Attraktivität.

Der Geburtsvorgang erzeugt dann ebenfalls eine massive Oxytocinschwemme durch die mechanische Reizung der

Vulva, wodurch nicht nur der Uterus (wie beim Orgasmus) zur starken Kontraktion gebracht wird, sondern vor allem auch die Mutter mit dem Kind über den Sozialeffekt des Hormons durch eine Art Prägung für immer verbunden wird.

Da aber gleichzeitig in diesem Fall auch große Mengen Prolaktin als Antisexhormon ausgeschüttet werden, wird bei der Geburt sinnvollerweise jede erotische Lust abgeblockt.

Gleiches geschieht beim Nuckeln des Kleinkindes an der Brustwarze. Die Lustblockierung kann schließlich sogar zu einer tiefen Depression führen (Wochenbettdepression) mit Desinteresse an der Umgebung, aber – ausgelöst durch eine weitere Wirkkomponente des Prolaktins – mit starkem Mutterinstinkt gegenüber dem kleinen Neugeborenen.

Prolaktin gewährleistet zudem (neben weiteren 80 Funktionen) die Produktion der Muttermilch.

Damit wird ein nutzbringender Kreislauf geschlossen: Saugen an der Brustwarze schüttet Prolaktin und Oxytocin gleichzeitig aus. Diese Hormone bewirken die Produktion und Abgabe der Muttermilch. Gleichzeitig wirkt Prolaktin als Antagonist zu Östrogen und damit als Ovulationshemmer. Das bedeutet, dass in der Zeit des Stillens kein neues Ei befruchtet werden kann – eine völlig natürliche sinnvolle Geburtenregelung, die vor Überlastung der Mutter schützt und gleichzeitig die exklusive Pflege des Neugeborenen und konzentrierte liebevolle Hingabe garantiert.

Dies erhöht wiederum die Überlebenschance des Nachwuchses und prägt es in der Zärtlichkeit, was die spätere Mutter-/Vaterrolle bereits jetzt schon günstig vorbereitet.

Welche grandiose Konstruktion, eingefädelt und ausgeführt durch nichts als Gefühlsmuster.

Signale provozieren

Der Natur geht es also darum, uns mithilfe der beschriebenen Molekülkompositionen und Methoden zur Erzeugung von Nachkommen zu bewegen.

Da diese Vorgänge der Natur offensichtlich äußerst wichtig sind, wird nichts dem Zufall überlassen. Deshalb kommt aus einer völlig anderen Richtung eine wirksame Forcierung des Anliegens.

Bisher haben wir dargestellt, wie körpereigene Substanzen als Verfestiger und Reaktionsverstärker der Gefühle im Individuum eingesetzt werden.

Aber genauso wichtig sind Signale zwischen den Menschen und ihre Interpretation.

Der Mensch ist ein typisches Kleingruppenwesen mit hoher Sozialintelligenz. Das äußert sich in dem Merkvermögen für Physiognomien und ihre nuancierte Unterscheidungsfähigkeit durch mimische Veränderungen. Auf dieser Basis arbeitet die nonverbale Kommunikation. Wir können allein mit unserer Mimik Signale setzen, die von anderen Menschen empfangen werden.

Die Signale werden von unseren Gefühlen gesteuert und verlaufen schneller von Mensch zu Mensch, als es unsere Sprache vermag. Ein großes Repertoire umfasst beim Menschen die erotische Stimmungsübertragung.

Ein gewisser Voyeurismus ist ein angeborenes Element innerhalb dieser Rubrik. Das funktioniert, weil visuelle

Schlüsselreize uns unweigerlich reagieren lassen. Schlüsselreize zu ignorieren ist fast unmöglich, weil spezifische Verstärkerhormone eine rationale Steuerung nicht zulassen. Der Mensch kann durch visuelle Schlüsselreize beliebig manipuliert werden. Die Verkaufsförderung nutzt dies schamlos aus.

Augen sind auffallend kontrastreich. Die weißen Augäpfel werden durch die markant dunkel oder blaufarbig schimmernden Iriskreise unterbrochen. Jeder, der einen Menschen ansieht, erkennt sofort, wo dieser Mensch hinsieht.

In der Erotik wird der Blick als erste Kontaktaufnahme ausführlich eingesetzt. Dabei ist die Zeitdauer des fixierenden Blickes entscheidend. Ein etwas über der normalen Zeit des Fixierens dauernder Blickkontakt wird zwischen Mann und Frau als »es funkt« bewertet, zwischen Männern dagegen eher als Aggression.

Neben dem Blick gibt es aber weit stärkere Kommunikationssignale, die außergewöhnlich subtil die Gefühlswelt beeinflussen.

Düfte und Pheromone

Körpereigene Düfte und Informationssubstanzen (Pheromone) sind bisher in ihrer Wirkung beim Menschen größtenteils unterschätzt worden. Dabei steuern sie in höchstem Maße unser Verhalten und haben sogar Prägefunktion.

Der Weg dafür läuft – wie sollte es anders sein – über die Gefühlswelt.

Allerdings liegt der Kommunikationsbereich der Moleküle nicht, wie bisher, in den Grenzen eines Körpers, sondern nun wirkt der Körper über seine Grenzen hinaus mithilfe einer Substanz. Man weiß inzwischen, dass diese Substanzen Sender elektromagnetischer Schwingungen sind und selektive Rezeptoren als Empfänger dieser Schwingungen, die sich auf anderen Körpern befinden, bedienen. Hier wird das Prinzip der Natur, die Übertragung von Quantenenergie, auf eine »Fernstraße« verlegt.

Da es über die Wirkung der körpereigenen Düfte auf Menschen bisher wenig zu lesen gibt, ist dieses Thema hier etwas ausführlicher dargestellt.

Der Grund dafür, warum die natürlicherweise vom Menschen erzeugten Duftstoffe so wenig beachtet wurden, liegt wohl daran, dass die Angelegenheit bisher als zu »tierisch« empfunden wurde. Denn Düfte und Pheromone werden fast ausschließlich im Schweiß, im Urin, im Vaginalsekret, in der Analgegend, in der Haut, dem Speichel und der Muttermilch gebildet.

Dabei werden im Körper oftmals Vorstufen der Düfte ausgeschieden und – welch kluger Zug – durch unsere Bakterienflora eine Umbildung vorgenommen. Nutzbringend für unser von der Natur dirigiertes Sexualverhalten ist dann erst die verwandelte Variante.

Je nach Hygiene variiert dementsprechend die Sendeleistung dieses Kanals, was eine zu starke Adaptation, also Gewöhnung und Nichtbeachtung des Duftes verhindert. Bakterienabtötende Mittel verhindern vollkommen die Bildung von natürlichen Duftstoffen.

Da Männer natürlicherweise eine höhere Zahl von Mikroorganismen auf ihrer Haut beherbergen, werden bei Männern auch mehr Duftkomponenten hergestellt, die entsprechend intensiver Signale senden (und riechen).

Die Parfümindustrie nutzt die natürlichen Duftkomponenten oftmals in ihren Produkten. Moschus vom Moschusochsen, Civeton und Skatol von der Civetkatze und Castoreum vom kanadischen Biber aus dem Analsack sind in unterschiedlichen Mischungsverhältnissen in Damen- und Herrenparfüms enthalten.

Jeder Mensch hat eine eigene individuelle Duftnote, die in einer Basisversion angeboren ist und die neben der Hygiene durch Ernährung, Verhalten, psychische Erregung, Kleidung und viele andere Umgebungsfaktoren moduliert wird.

Die Geruchskomponenten werden mit drei verschiedenen Sinnen erfasst: erstens mit der Riechschleimhaut in der oberen Nasenregion, zweitens mit den Ausläufern des Trigeminusnerven im Mundbereich und in der Nasenhöhle und drittens mit dem sogenannten vomeronasalen System im Bereich der Nasenscheidewand und des Nasendaches.

Das vomeronasale System ist auf die Aufnahme der Pheromone spezialisiert.

Die Besonderheit dieser Sinnessysteme liegt darin, dass bei jeder Reizaufnahme immer die Gefühle betroffen sind. Denn alle Nervenleitungen dieser Systeme haben direkt oder indirekte Verbindungen zu unserem Gefühlsgenerator, dem Limbischen System.

Man kann also durchaus sagen: Düfte und Pheromone sind in erster Linie Gefühlserzeuger und Gefühlsmodulatoren. Das Bewusstsein ist bei den verschiedenen Sinnesaktivitäten nur teilweise beteiligt.

Es dreht sich bei uns Menschen eben immer wieder alles um Gefühle, sie steuern unser Leben und die Energie.

Als Geruchsreiz wirken fast nur organische Substanzen, die als flüchtige Partikel in die Atmungsluft gelangen. Allein das vomeronasale System kann auch nicht flüchtige, also feste hochmolekulare Substanzen aufnehmen.

Körperregionen, die als Hauptquellen des Duftes gelten, sind Achsel, Brust, anogenitale Region, Wange, Augenlid, Ohrkanal und Kopfhaut.

Frauen haben empfindlichere Nasen als Männer, die für bestimmte Gerüche erst in der Pubertät aktiv werden. Weibliche Geschlechtshormone spielen dabei die entscheidende Rolle. Parallel dazu werden viele Geruchskomponenten beim Menschen überhaupt erst während der Pubertät erzeugt, z.B. Androstenon, das im Achselschweiß und im Urin zu finden ist.

Frauen, die kurz vor dem Eisprung stehen, haben eine 100 000-mal empfindlichere Nase für diesen moschusartigen Stoff als zu einem anderen Zeitpunkt innerhalb des Menstruationszyklus. Zu dieser Zeit wird der Duft auch eher als angenehm bezeichnet, während früher oder später die Substanz auch als scheußlich und ekelhaft bezeichnet wird.

Mit diesem Konzept wird ein weiterer Trick der Natur deutlich. In dem Moment, wo die Frau empfängnisbereit ist, wird die Sensibilität für den typisch männlichen Duft außerordentlich gesteigert und zudem auch noch als attraktiv empfunden. Damit ergeben sich gute Voraussetzungen für eine Sympathie zwischen Frau und Mann zu genau dem richtigen Zeitpunkt.

Der typische Männerduft hat weitere Folgen bei Frauen.

Es gibt Hinweise darauf, dass Pheromone des Mannes die Ovulation bei der Frau vorverlegen.

Wenn Männer allein über ihren Geruch und über ihre Pheromone präsent sind, also auch dann, wenn nur der Duft und Pheromone versprüht werden, verkürzt sich der Zyklus der Frau. Das bedeutet, die Eisprungrate pro Zeiteinheit (also z.B. pro Jahr) erhöht sich und damit auch die Befruchtungsmöglichkeit.

Dazu passt auch folgendes Versuchsergebnis: Frauen, die über 40 Tage mindestens zwei Nächte eng mit Männern verbrachten, zeigten eine bedeutend höhere Ovulationsrate als Frauen, die keine oder nur eine Nacht mit einem Mann zusammen schliefen. Umgekehrt – durch längere Abwesenheit des Mannes fällt ein vorher regelmäßiger Zyklus in einen unregelmäßigen. Das kann beliebig wiederholt werden; ist der Mann wieder regelmäßig anwesend, wird auch der Zyklus erneut regelmäßig.

Den Mechanismus wollte man genauer kennen lernen. Deshalb wurde Frauen Achselschweißsekret von Männern auf die Oberlippe aufgetragen. Bei einer anderen Gruppe wurde der Achselschweiß von Frauenspendern verwendet. In der ersten Gruppe verkürzte sich der Zyklus, ohne dass ein Mann in die Nähe kam, in der zweiten Gruppe synchronisierten sich die Zyklen der Empfängerfrauen.

Das heißt, direkte soziale Kontakte sind überhaupt nicht notwendig. Wir werden durch reine Botenstoffe dirigiert. Im dargestellten Beispiel beeinflusst der männliche Achselschweiß den Hormonhaushalt der Frau mit allen Konsequenzen im Verhalten.

Haben Frauen die Angewohnheit, im Arm des Mannes zu liegen – sicherlich eine sehr häufige Lage –, dann kommt die Nase der Frau sehr dicht mit den flüchtigen Stoffen der Achselhöhlen in Kontakt. Allein dadurch, so fand man heraus, wird der Zyklus regelmäßig.

Mit dem Duftstoff wurden auch andere Versuche durchgeführt mit interessanten Ergebnissen.

Theaterstühle und Stühle in Warteräumen wurden mit Androstenon präpariert. Diese Stühle wurden bevorzugt von Frauen aufgesucht.

Theaterprogramme, die mit Androstenon betupft wurden, werden, verglichen mit unbehandelten Exemplaren, bevorzugt von Frauen mitgenommen.

In einem weiteren Experiment wurden OP-Masken mit dem Pheromon Androstenol imprägniert und den Probanden Fotos von Frauen gezeigt. Die Probanden mit Pheromon beurteilen, im Vergleich zu unbehandelten Masken, die Frauen als attraktiver und mehr sexy. (Gustavson et al., 1987, Degen 1992, Benton 1982, Benton und Wastell, 1986)

Außerdem wurde die Stimmung der Testpersonen unter dem Einfluss von Androstenol als friedlicher und freudiger bezeichnet.

In anderen Versuchen sollten Frauen, die pheromonimprägnierte Masken trugen (als Kontrolle verwendete man ethanolimprägnierte Masken), entweder sexuell anregende Prosa oder reizlose Passagen lesen. Unter Pheromoneinfluss stieg die sexuelle Erregung bei den aufreizenden Passagen deutlich an, verglichen zur Kontrollgruppe.

Wenn die Türen von Schlafräumen entlang eines Flures mit Androstenol kontaminiert waren, dann wurden diese Zimmer von Männern gemieden.

In anderen ähnlichen Versuchen verursachte Androstenol bei Frauen eine größere Austauschfrequenz von Männern.

Frauen bekamen kleine Mengen des Pheromons auf die Oberlippe und sollten dann ihre Gefühle beschreiben. Verglichen mit einer Kontrollgruppe, erklärten die Frauen, dass sie in der Mitte des Zyklus eine stärkere Unterwürfigkeit und gleichzeitig einen größere Aggressivität besaßen.

Copuline

Wenn Frauen zu bestimmten Zeiten ihres Zyklus auf den Stoff Androstenon geprägt sind, dann fragt sich, worauf Männer reagieren. Natürlich haben auch Frauen Lockstoffe. Eine Hauptgruppe wird treffend mit Copuline bezeichnet. Diese Stoffe, es sind Fettsäuren (Methylpropionsäure, Methylbutansäure, vermischt mit cumarinähnlichen Substanzen), befinden sich im Vaginalsekret. Die

Bildung des Duftgemisches findet in den Schleimhäuten der Vagina statt. Östrogen muss dafür vorhanden sein.

Während der Zeit der Ovulation ist – entsprechend dem Zweck – die Konzentration der Copuline am höchsten. Mit Beginn der Menstruation ist der Level am niedrigsten, als Folge der Progesteronsekretion, wobei sowohl die Östrogen- als auch die Testosteronproduktion gehemmt ist.

Frauen, die gestagenhaltige Kontrazeptiva einnehmen, weisen keine typische Duftproduktion auf. Diese Frauen haben dann auch keine Duftattraktion mehr.

Zur Zeit des Klimakteriums wird die Produktion des Sexuallockstoffes laufend weniger. Erhalten die Frauen zu dieser Zeit Östrogene, beginnt die Duftproduktion nach 6 Wochen erneut.

Die Frauen selbst sind nicht in der Lage, ihren eigenen spezifischen Vaginalsekretgeruch wahrzunehmen. Männer reagieren auf den Duft unbewusst, sozusagen automatisch ferngesteuert.

Man geht davon aus, dass diese Stoffe eine stimulierende Wirkung auf die Sexualität der Männer haben.

Auch mit dieser Substanz wurden eine Reihe von Experimenten durchgeführt. Fotos von jungen Frauen und Männern wurden Versuchspersonen unter zwei Bedingungen gezeigt und sollten dann beurteilt werden: Der Kontrollgruppe wurde während der Betrachtung ein neutraler Duft zugeführt, während die Experimentalgruppe Vaginalgeruch erhielt. Ergebnis der Befragung: Unter Vaginalgeruch wurden die Fotos der Frauen von den Versuchspersonen beiderlei Geschlechts vermehrt als sexy eingestuft.

In anderen Studien wurden Copuline Männern auf die Oberlippe aufgetragen. Im Vergleich zu Kontrollsubstanzen empfanden die Männer die Frauen ihrer Umgebung als attraktiver, sportlicher, anziehender, wärmer, sympathischer und zugänglicher. (Berliner et al., 1991, Black und Biron, 1982, Cohn 1994, Cowley, 1991, Filsinger et al., 1985, Gower et al., 1992, Kaplan, 1989)

Bei den Untersuchungen zur Duftwirkung gab es eine weitere Überraschung:

Frauen, die längere Zeit auf engem Raum zusammenleben und die auch Hautkontakt haben, synchronisieren ihren Menstruationszyklus. Dies auch, wenn ihre individuellen Phasen vorher weit auseinanderlagen. Andere Ursachen, wie Nahrung, geografische Größen oder photoperiodische Effekte konnten als Ursache ausgeschlossen werden. Das gleiche Ergebnis konnte provoziert werden, wenn Frauen während 4 Monaten Zeitdauer täglich Achselschweiß einer Spenderin auf die Oberlippe aufgetragen bekamen (Kontrolle Ethanol). Das weist darauf hin, dass nicht nur Copuline bei der Synchronisierung eine Rolle spielen.

Der Sinn dieses seltsamen Phänomens einer Synchronisierung der Befruchtungsfähigkeit ist unklar. Man könnte spekulieren, dass unstete potente Männer in Urzeiten die Gelegenheit nutzten, mit allen Frauen einer Gruppe gleichzeitig eine Beziehung aufzunehmen, was die von der Natur »gewollte« Ausbeute an Nachwuchs erhöhen und die Aufzucht durch Arbeitsteilung erleichtern könnte.

Im Gegensatz zu unseren Gepflogenheiten, Deodorants und künstliche Überdeckungsdüfte zu verwenden, haben Körpergerüche in verschiedenen Kulturen noch soziale Bedeutung. Im Mittelmeerraum gibt es eine Tanzart, bei der Männer mit achselschweißgetränkten Taschentüchern vor den Nasen der Frauen wedeln, um eine sexuelle Wirkung hervorzurufen. In Lateinamerika mischen Indianer einen Liebeszauber, indem sie Genitalsekrete und Schweiß in Speisen hineinmischen.

Küssen, Riechen und Nasenreiben haben in allen Kulturen das Ziel, Duftsubstanzen und Pheromone auszutauschen, die Gefühle und Verhalten steuern.

Familien-Beziehung

Was die Mutter während der Schwangerschaft isst, kann vom Kind im Uterus gerochen werden. Eventuell bevorzugt später das Kind diese Speisen. Bei Versuchen mit Tieren war das der Fall.

Aber auch der Individualgeruch der Mutter wird dem Kind bereits im Bauch eingeprägt. Säuglinge und Kleinkinder bis 4,5 Jahren reagieren eindeutig auf den Geruch der Mutter und können zu mehr als 82 Prozent ein T-Shirt, das die Mutter 2 bis 3 Tage zuvor getragen hat, wiedererkennen.

Umgekehrt gelingt das auch der Mutter. Es besteht also eine stabile Geruchskopplung zwischen Mutter und Kind.

Verwandte Personen haben sehr ähnliche Individualdüfte (Sippengeruch). So können Kinder zwischen 3 und 4 Jahren Bruder und Schwester am Geruch erkennen im Vergleich zu Gerüchen, die fremden Kindern anhaften. Umso näher verwandt, desto mehr gleicht der Geruch.

Während der Geruch im Kinderalter durchaus als angenehm bezeichnet wird, stößt er ab der Pubertät bei Bruder und Schwester auf Ablehnung. Das wird als Inzestbremse interpretiert.

Der Mann kann in der Pubertät vom Duft einer nicht verwandten Frau geprägt werden, was das ganze Leben anhält.

Wozu dieser immense Aufwand?

Zweifellos wendet die Natur eine ganze Reihe von Tricks an, die dabei helfen sollen, dass der Mensch sich in großem Maße Nachkommen zeugt und aufzieht.

Dafür werden alle Register gezogen: Signalreize, Pheromone, Düfte mit Bewusstseinsmerkmal, Liebes- und Luststoffe, wie Oxytocin, Phenylethylamin.

Frage: Warum legt die Natur so viel Wert darauf, dass sich die Art vermehrt?

Versuchen wir folgenden Gedankengang nachzuvollziehen.

Ausgangspunkt: Eine Naturkonstruktion »Mensch« ist vorhanden, bei der es sich erwiesen hat, dass sie sich in der Umwelt im Sinne der Zielgebung bewährt.

1. Die Konstruktion kann sich selbst aus nicht belebter Materie erzeugen. Sie verwendet dazu Aminosäuren (10–15), die unter abionen Bedingungen im All entstanden sind. (Außerdem besteht sie aus Nukleinbasen – Guanin, Cytosin, Adenin, Uracil – und zuckerähnlichen Substanzen.)

2. Herausragende Eigenschaft der Konstruktion ist die Einhaltung einer Ordnung. Das System ist hoch organisiert, eben ein Organismus, der sich durch den Zufluss freier Energie und Abfluss sowohl freier als auch gebundener Energie erhält. Der Zufluss freier Energie beruht auf Resonanz. Mithilfe dieser Energie werden Strukturen aufgebaut, die ebenfalls Resonanzeigenschaften zu anderen Energiebeträgen aufweisen und die über Feinabstimmungen Lebensfunktionen ermöglichen.
3. Die Konstruktion ist ein offenes System, d.h. sie ist auf die Umwelt angewiesen, die den Energietransport bewerkstelligen muss.
4. Die Konstruktion hat die Fähigkeit, den Zufluss und den Abfluss der Energie (das ist auch Materie, da Energie und Materie zwei Seiten einer Münze sind) zu regulieren: zu beschleunigen, zu verlangsamen, zu speichern, je nach Umweltbedingung.

Damit die Punkte 1. bis 4. funktionieren, muss die Konstruktion verlässlich Information erkennen und verarbeiten. Information, die über die Umweltparameter informiert und über die körpereigenen Parameter.

Wenn die Konstruktion dies alles aufweist, dann ist sie geeignet, innerhalb der Zeitspanne ihrer Existenz Erfahrungen zu machen und zu speichern.

Diese Erfahrungen können aber nur dann nutzbringend sein, wenn sie mit dem Auseinanderfallen der Konstruktion (dem Tod) nicht verschwinden, sondern wenn sie an andere Konstruktionen, die von ihrem Aufbau her gleiche Möglichkeiten haben, übermittelt werden. Deshalb muss eine weitere Eigenschaft der Konstruktion gegeben sein:

5. Die Fähigkeit zur Evolution, zur Selbstreproduktion; und nach Bedarf zur Änderung der Konstruktion (also dem Aufbau neu konstruierter Resonanzkörper) aufgrund von Erfahrungen, mit dem Ziel, kontinuierlich mehr und vor allem Neues erleben zu können und auszuprobieren.

Wenn wir das Modell intelligenter Elektronen *(Bohm, Charon)* noch einmal hier anbringen, dann müssten wir sagen: Die Elektronen, die alle lebenden Konstruktionen aufbauen, evolutionieren ihre Produkte zur Selbstoptimierung.

Da alle lebenden Konstruktionen nur mithilfe anderer Lebewesen existieren können, muss nicht nur eine Art als Konstruktion erhalten werden, sondern das ganze Ökosystem. Auch ein Ökosystem ist mit anderen Ökosystemen verflochten, deshalb müssen alle Ökosysteme erhalten bleiben. Bricht ein System ein, dann erhält das ganze Gefüge einen Rückschlag.

Wenn also die intelligenten Elektronen uns und alle anderen Arten konstruiert haben, um das Leben als Selbstverwirklichung immer weiter zu optimieren, dann kann das nur funktionieren, wenn die Erfahrungen des Individuums bereits vererbt werden können.

Das widerspricht der heutigen Lehrmeinung. Dennoch gibt es nicht wenige Wissenschaftler, die sich mit diesem

Postulat beschäftigen und meinen, Beweise für die Gültigkeit zu haben.

Der Mechanismus der Vererbung erworbener Eigenschaften ist bereits durchaus plausibel dargestellt worden. Man geht davon aus, dass alles fest Eingeprägte als Proteinmodifikation aufgebaut und abgelegt wird. Diese Proteine könnten dann mit dem Enzym Reverse Transscriptase in ihrer Aminosäurensequenz abgelesen und mit dem Blutstrom zu den Geschlechtszellen gebracht und in die Gene eingearbeitet werden.

Der Wissenschaftszweig, der diese Thesen vertritt, wird als Kybernetische Evolution bezeichnet.

Es könnte aber auch ganz anders funktionieren.

Wir wissen, dass die DNA uns aus Keimblättern aufbaut. Dabei wirken völlig unbekannte Fernkräfte. Natürlich sind wieder unsere Elektronen beteiligt, die, im Gegensatz zu anderen Substanzen, innerhalb der DNA im Original erhalten bleiben und nicht ausgetauscht werden.

Wir wissen außerdem von *Feynmans* Absorber-Theorie, dass alle Elektronen miteinander Nachrichten austauschen und alle Elektronen miteinander verbunden sind.

So sind auch die Elektronen der Geschlechtszellen eingebunden; sie erfahren alles, was sich im Körper ergibt, und könnten vielleicht diese Erfahrungen speichern und transferieren. Wenn es einen derartigen Mechanismus nicht gibt, dann muss man sich fragen, wie unsere außerordentlich kompliziert funktionierenden nichtmateriellen Gefüh-

le vererbt werden können, die letztlich auch nichts anderes als die Erfahrungen unserer Vorfahren sind.

Motivation und Depression

Will man Erfahrungen in der Umwelt sammeln, dann muss man dafür motiviert sein.

Drei Hormone im Gehirn ermöglichen vorrangig die Verfestigung der Motivation: Dopamin, Noradrenalin und Serotonin.

Fehlen diese Hormone, dann macht sich eine tiefe Depression breit.

Die Synthesekaskade von Dopamin und Noradrenalin beginnt mit zwei Aminosäuren: Phenylalanin und Thyrosin. Phenylalanin muss mit der Nahrung aufgenommen werden.

Enthält die Nahrung nicht genügend dieser Aminosäure (täglich immerhin 2 Gramm sind notwendig), dann kommt es allein deshalb zum Motivationsdefizit.

Genauso wichtig sind für die Syntheseschritte Vitamin C, genügend Sauerstoff, Eisen und keine Kohlenmonoxidbelastung (wie sie heute im Straßenverkehr häufig auftritt).

Ist unsere Nahrung schließlich mit Schwermetallen belastet, so wandelt sich das Noradrenalin in unwirksames Noradrenochrom um.

Sonnenbestrahlung stimuliert das Gehirn zur Bildung des aktivierenden, stimmungshebenden Noradrenalins. Südländer sind temperamentvoller und extrovertierter. In lichtarmen Regionen grassieren Depression und erhöhte Selbstmordrate.

Ein weiterer Grund für depressive Zustände in lichtarmer Zeit ist das Fehlen des »Glückshormons« Serotonin im Limbischen System.

Es fehlt deshalb,

a) weil aus Serotonin das wichtige Hormon Melatonin gebildet wird und die Melatoninproduktion bei zu wenig Licht auf Kosten des Serotonins hochgefahren wird (viel Melatonin hemmt dann zusätzlich eine ganze Reihe anregender Hormone),
b) weil der Ausgangsstoff von Serotonin, das Tryptophan, zu wenig mit der Nahrung aufgenommen wird. Fehlt dann noch das B-Vitamin Niacin, kommt es unweigerlich zu Serotonin-Mangelerscheinungen.

Bei Frauen sinkt innerhalb des Zyklus zwischen dem Eisprung und der Menstruation der Serotoninspiegel. Gleichzeitig stellt sich in dieser Zeit der Organismus von einem beruhigenden Parasympathicustonus auf einen hektisch machenden erhöhten Sympathicustonus um. Energielosigkeit, schlechte Laune und eventuell Depression sind die Folge. Das prämenstruelle Syndrom hat nun Chancen zu greifen.

Dazu kommt, dass zwar für 48 Stunden um den Eisprung herum der stark motivierende Endorphinspiegel zu einer Woge aufläuft, um danach allerdings rapide abzufallen.

Zur Gegensteuerung erzeugen einige Frauen einen Heißhunger auf Schokolade oder Zucker- und stärkehaltige Nahrung. Zucker im Blut lässt Tryptophan, die Vorstufe von Serotonin, mithilfe von Insulin verstärkt ins Gehirn fließen, und Süßes stimuliert die Endorphinproduktion. Besonders süchtig sind diese Frauen zwischen 14 und 16 Uhr, denn in dieser Zeit gibt das Gehirn den Stoff Galanin frei, der den Heißhunger zusätzlich anheizt.

Eine besondere Überraschung bringt schwarze Schokolade mit hohem Kakaogehalt. Sie enthält ausreichende Mengen von N-Acylethanolaminen, die psychoaktive Wirkung zeigen, wie Haschischgenuss.

Depressive regulieren die Substanz Corticotropin release hormone (CRH) falsch. Normalerweise überschwemmt das Hormon bei Stress das Gehirn mit der Aufgabe, das Interesse am Essen und an Sex zu blockieren. Werden zu hohe Mengen ausgeschüttet, entsteht Angst. Ist die Situation unter Kontrolle, sinkt der Spiegel schnell wieder, wobei ein Gefühl der Entspannung und Erleichterung entsteht.

Bei Depressiven funktioniert die Down-Regulation nicht. Selbst im Schlaf sind die Betroffenen in sinnloser Unruhe, was einer hohen Energieausgabe gleichkommt, die dann an anderen Stellen fehlt.

Natürliche Abhilfe können hier nur suggestive Rituale in der Gemeinschaft schaffen. Außerdem Düfte, die aus der Prägung heraus motivieren, zusammen mit Musik, die ebenfalls aus der Prägung heraus positive Stimmungen erzeugt, und immer wieder relativ anstrengende Bewegung. Schon ein ausgiebiger Sonnenspaziergang würde helfen; am besten in machtvoller Natur mit strotzender Vegetation und frischem klarem Wasser. Aber wo gibt es das noch in unserer nächsten Umgebung?

Diese recht einfachen Zusammenhänge sind kaum bekannt. Gibt es deshalb so viele depressive Kinder und Erwachsene?

Interessant ist auch das hyperkinetische Syndrom bei Kindern. Ausgelöst wird das Syndrom ebenfalls durch ein pathologisches Defizit an Noradrenalin. Der Körper hilft sich selbst, indem er so viel wie möglich Bewegung veranlasst. Dadurch wird verstärkt Dopamin aus der Reserve ausgeschüttet, woraus Noradrenalin entsteht und die Chance besteht, dass der Mangel ausgeglichen wird.

Die Wirkung von Dopamin stellt eine besondere Erlebnisvariante dar. Im Normallevel erzeugt das Hormon Geistesblitze, Selbstbewusstsein und künstlerisches Empfinden, erweiterte Phantasie; im Überschuss aber Visionen und Größenwahn; manchmal hört die Person fremde Stimmen.

Permanente geistige Unterforderung, wie Fließbandarbeit und abstumpfendes Fernsehen, lässt den Dopaminspiegel absinken.

Eine deutliche Steigerung entsteht durch Feinmotorik, wie Klavier- und Geigespielen, Tanzen und Balancieren, vor allem auch durch das im Fernen Osten übliche Schattenboxen. Auch die japanischen Meditationskugeln und das permanente Schieben der Perlen der Gebetsketten dienen dem gleichen Zweck. Außerdem wird die Ausschüttung durch Yoga, Intuition, Autosuggestion und Trance verstärkt.

Dopamin stimuliert das Immunsystem und stabilisiert das Herz-Kreislauf-System.

Parkinson ist eine Dopaminmangelerkrankung, wodurch verkrampfte unelegante Bewegungen ausgelöst werden (Roboter-Syndrom).

Es gibt eine Reihe gängiger Drogen, die in diesem Geschehen wirken.

Kokain und Amphetamin verhindern den Rücktransport von ausgeschüttetem Noradrenalin und Dopamin, es steht damit länger zur Verfügung. Die Folge ist eine gefährliche, süchtig machende, angenehme gehobene Stimmung voller Aktivität und geistiger Energie.

LSD, Meskalin und »Zauberpilze« mobilisieren direkt Noradrenalin und Dopamin und lassen die Hormone in höchste Höhen schnellen, wodurch Visionen und intensive Wahrnehmungen erzeugt und Gefühle verstärkt werden.

Körpereigene Psychedelika

Körpereigene Psychedelika sind wichtig für die Sensibilität der eigenen Wahrnehmungen und Gefühle. Sie verstärken vorhandene Stimmungen. Selbsthypnose, Schlafentzug (in aller Stille und Dunkelheit), Meditation, Fasten, ekstatisches Tanzen, Litaneien und monoton rhythmische Geräusche, psychedelische Musik sind wirksame Methoden zur Erhöhung der Level.

Endovalium

Synthetisches Valium ist weltweit die meistverbreitete Droge. Kaum bekannt ist, dass wir im Gehirn selbst Valium herstellen. Rezeptoren für die Droge finden sich im Stammhirn, in der Klein- und Großhirnrinde und im Stirnhirn. Schlafmittel und Alkohol erreichen ebenfalls die Rezeptoren. Die Wirkung besteht in einem starken Beruhigungseffekt, es wirkt antidepressiv, antiaggressiv, schlaffördernd und angstlösend.

Eine geringe Blockierung der Rezeptoren, z. B. durch Zellenergiemangel (Glukose-, Sauerstoffmangel) erzeugt Angst und quälende innere Unruhe, die sich zur Panik ausweiten kann.

Endovalium lässt sich leicht stimulieren durch Entspannungsübungen, Tagtraumtechnik, Atemübungen.

Glücklichsein

Die Fähigkeit zum Glücklichsein und unser Selbstwertgefühl hängen direkt miteinander zusammen.

Damit wir nicht zu kurz kommen, hat sich die Natur einiges ausgedacht. Jeder kann Gebrauch davon machen.

Nach allen bisherigen Untersuchungsergebnissen machen Reichtum und Geld keinesfalls glücklich.

Es gibt körpereigene Drogen, die uns das Leben angenehm gestalten; dies vor allem dann, wenn es mühsam wird. Körpereigene Opioide werden mit jeder körperlichen Anstrengung ausgeschüttet. Werden weder Gehirn noch Körper gefordert, sind Opioide im Körper kaum vorhanden. Dann versäumen wir viel, denn die Droge macht uns rundum glücklich. Sie wirkt antidepressiv, vertreibt die Melancholie, löst Angstzustände und psychische Spannungen, wirkt antriebssteigernd, schmerzreduzierend, unterstützt das Immunsystem.

Leider verwöhnt uns die Natur nur kurze Zeit. Opioide haben eine Halbwertszeit von nur 5 Minuten nach Ausschüttung. Danach muss eine neue Gelegenheit zur Stimulation gefunden werden.

Die bekanntesten Opioide sind die Endorphine, Enkephaline, Dynorphine.

Drogenabhängige und oftmals auch Alkoholiker haben ein Mangel an Endorphinen.

Auch Schmerzen sind geeignet, Endorphine zu stimulieren. Die Folge ist eine Minderung der Schmerzen.

Bei schweren Verletzungen reicht das Entsetzen, der psychische Schock, bereits aus, schmerzfrei zu sein. Dafür muss man sich in Erinnerung rufen, dass wir in archaischen Zeiten Beute von Raubtieren waren, die uns nicht gleich töteten, sondern schwer verletzten. Schock und Endorphine halfen, die Quälerei zu mildern.

Eine weitere, höchst intelligente Eigenschaft ist den Endorphinen zuzuschreiben: Sie verhindern Lernen und Einprägen. Das ist deshalb sinnvoll, weil schmerzhafte und mühsame Tätigkeiten ansonsten vom Körper vermieden würden; z.B. auch die Geburt. Wenn sich eine Frau an die Schmerzen während des Geburtsvorgangs dauernd erinnern würde, dann wäre die Wiederholung katastrophal. Der Körper würde sich verkrampfen und psychische Abwehrmechanismen etablieren.

Wie können wir die Ausschüttung von Opioiden positiv beinflussen?

Wir brauchen zuerst einmal dringend genügend Ausgangssubstanzen, das sind die Aminosäuren Phenylalanin und Thyrosin, Glycin, Methionin, Leucin. Von allen täglich ca. 2 Gramm.

Dann müssen wir Techniken lernen, wie Autogenes Training, Yoga, Meditation, aktives Imaginieren und Rituale. Leichter erfolgreich sind vielleicht Joggen, ekstatisches Tanzen, Extrembelastung.

Endorphintöter sind Kochsalz, Kaffee (auch koffeinfreier) und Fettverdauung.

Opioide gehen eine Kooperation mit einer hochinteressanten Substanz ein:

Es ist das Delta-Sleep-Inducing-Peptid, kurz DSIP. Eigentlich ist dieses Peptid dafür da, die Produktion des wichtigen Hormons Melatonin zu modulieren. Je nach Zeitpunkt innerhalb eines Tages kann es die Hormonproduktion hemmen oder vergrößern.

Abends gebildet, z.B. auch durch Reizung des Thalamus mit niederfrequenten Stromimpulsen, leitet es zusammen mit Melatonin (und Vasotocin) den Schlaf ein. Sind gleichzeitig Opioide in der Gehirnregion, verbindet sich DSIP mit ihnen und erzeugt ein Gefühl des Friedens und der wohltuenden Ruhe. Schmerz reduziert sich. Erst diese Atmosphäre ist geeignet, den Körper für einen tiefen erholsamen Schlaf vorzubereiten.

Gerade bei Kindern erbringt die ihnen eigene Phantasie und Imagination vor dem Einschlafen mit der dadurch induzierten Opioid- und DSIP-Produktion prinzipiell die optimale Voraussetzung für die Schlafeinleitung – wenn das Fernsehen keinen Strich durch die Rechnung macht.

Das Immunsystem spürt Gefühle

Das Immunsystem ist offensichtlich genauso intelligent wie unser Gehirn. Es kann organisieren, Ordnung schaffen und hat ein lebenslanges Gedächtnis.

Neu ist die Erkenntnis, dass das Immunsystem genauso fühlt wie wir. Jedes Gefühl hat Auswirkungen. Sind es

Positiv-Gefühle, dann ist das Immunsystem »freudig« aktiv, sind es Negativ-Gefühle, dann hat das Immunsystem keine »Motivation« zu arbeiten.

Fixieren die Menschen ihre Aufmerksamkeit auf das Elend der Welt, dann ist das Immunsystem depressiert. Umgekehrt, werden schöne Erinnerungen gepflegt und Tagträume zugelassen, dann lebt man tatsächlich länger und dazu auch noch glücklicher.

Man geht heute sogar davon aus, dass das Immunsystem direkt an die Aktivitäten des Gehirns gekoppelt ist. Dies aus gutem Grund.

Wir wollen uns jetzt keinesfalls noch einmal mit dem Wissenschaftszweig der Psychoneuroimmunologie befassen, das haben wir bereits im Buch »Risiko Wohlstandsleiden« getan, aber die Nähe der Gehirnfunktion zu der Immunfunktion sollte klar herausgestellt werden, zumal es die Gefühlswelt direkt betrifft.

Bisher ist im Buch Folgendes dargestellt worden:

Gefühle sind ein Netzwerk von elektromagnetischen Interferenzen, an dem ursächlich »intelligente« Elektronenschwingungen beteiligt sind. Diese Interferenzen werden durch Situationen in der Umwelt oder Situationen in der Innenwelt des Körpers ausgelöst.

Die Interferenzen bilden eine Art **Hologramm, das bei Abtastung (Angebotswelle und Bestätigungswelle) Realität (Verfestigung) schaffen kann. Dadurch entstehen resonanzspezifische Nervenaktivitäten,** die als erste lokale Verstärkerfront eingestuft werden müssen.

Die Nervenaktivitäten provozieren ein moduliertes Schwingungsbild, wodurch Neurotransmitter und Neuropeptide freigesetzt werden. Das ist die zweite Verstärkerfront, die bereits gewisse Fernwirkung innerhalb des Körpers hat.

Eine gute Fernwirkung wird dadurch erreicht, dass ein Teil der Neurotransmitter in den Blutkreislauf gegeben werden. Voraussetzung für die Fernwirkung ist das Vorhandensein von entsprechenden Rezeptoren zum Empfang der Signale (wiederum elektromagnetischer Natur).

Genau dieser Mechanismus ist für das Immunsystem nachgewiesen worden. Damit existiert eine Kausalwirkung zwischen Gefühl und Immunsystem. Der Placeboeffekt findet so seine Erklärung.

Kennen wir das Neuropeptid-Mosaik eines gut funktionierenden Immunsystems, dann kennen wir auch die positiven Gefühlsqualitäten des Gehirns und umgekehrt.

Im Kapitel »Düfte und Pheromone« habe ich dargestellt, wie Düfte die Gefühle steuern. Hier hören wir jetzt, dass Gefühle das Immunsystem steuern. Es würde also nicht verwundern, wenn Düfte auch das Immunsystem beeinflussen.

Tatsächlich gibt es einen außergewöhnlichen Zusammenhang. Auf dem Chromosom 6 ist die Bildung einer Molekülstruktur (major histocompatibility complex MHC) genetisch verankert, mit deren Hilfe das Immunsystem unterscheidet, was zum Körper gehört und was fremd ist. Exakt hier wird auch der Individualgeruch eines jeden Menschen festgelegt, der wiederum darstellt, was zum Körper gehört und was fremd ist.

Kann das Immunsystem also »riechen«, was zum Körper gehört und was nicht?

So ganz abwegig ist diese Spekulation nicht, denn auch Düfte und Pheromone arbeiten nach dem gleichen Prinzip wie Neurotransmitter – letztlich mithilfe elektromagnetischer Schwingungen.

Einige Untersuchungsergebnisse

Eine 17 Jahre dauernde Langzeitstudie ergab: Männer, die unter Depressionen litten, starben doppelt so häufig an Krebs wie Männer mit normalem Depressionswert. Andere Studien fanden keine Korrelation.

Als krebsbegünstigend sind folgende Merkmale erkannt worden: Hoffnungslosigkeit, Verzweiflung, Verdrängung, Aufopferung, Schuldgefühle, gehemmte Sexualität.

Studie am National Cancer Institut, USA, 1981: Signifikante Korrelation von mehr Metastasen und weniger Lebensfreude. Schlussfolgerung des Autors: Die Prognose bei Brustkrebs hängt auch von dem Faktor Freude ab.

Weitere Untersuchungen (veröffentlicht in Journal of the American Medical Association): Frauen mit Mangel an familiärer Unterstützung, unglücklicher Ehe, mangelnder Kommunikation haben eine ungünstigere Prognose zur Heilung bei Tumorerkrankungen.

Der Verlust von lang dauernden menschlichen Beziehungen kann zum Tod führen: 213 von 4486 Witwern starben innerhalb der ersten sechs Monate nach dem Tod der Ehefrau. Das entsprach einer Zunahme von 40 Prozent im Vergleich zu verheirateten Männern gleichen Alters.

Eine Untersuchung der University of New South Wales in Sydney zeigt die Ursache: Die Immunzellen waren bei Trauernden signifikant weniger stimulierbar als bei der Kontrollgruppe. Der Negativ-Effekt blieb etwa ein Jahr erhalten. Außerdem fand man bei Hinterbliebenen eine höhere Brustkrebsrate.

Stimulation des Immunsystems

Acetylcholin (Neurotransmitter des rationalen Denkens. Wird u.a. beim Joggen und ähnlichen Bewegungen vermehrt ausgeschüttet): macht Lymphozyten kampfbereit und stimuliert die gesamte Abwehr.

Wachstumshormon: wie Acetylcholin, aber fast ausschließlich nachts tätig.

Histamin (z.B. durch Sex ausgeschüttet): ganzes Immunsystem stimuliert.

Endorphine, Enkephaline: niedrige Dosis: aktiviert Killerzellen, T-Helferzellen, Makrophagen. Erzeugt Temperaturanstieg. Hohe Dosis: hemmend. Erzeugt Temperaturabfall.

Substanz P (P für Pain, erzeugt Schmerz): stimuliert Makrophagen und T-Zellen. Antikörperproduktion gesteigert.

α-Melanozyten-stimulierendes Hormon: erzeugt wohldosierte Immunreaktion, nicht überschießend. Ist 20 000-mal wirksamer als Aspirin.

Hemmung des Immunsystems

Cortisol (morgens immer Maximum, sonst u.a. bei Stress ausgeschüttet): Hemmt die Umwandlung der Monozyten zu Makrophagen durch Hemmung der Interleukin 1-Synthese.
Je nach Dosis: Förderung oder Hemmung der Aggressivität der Killerzellen und der Antikörperproduktion.
Vernichtet zusammen mit Östrogen Thymuszellen.

ACTH (Adrenocorticotropes Hormon, ausgeschüttet u.a. bei Stress): senkt Bildungsrate von Antikörpern. Stimuliert Teilung von B-Zellen.

Serotonin in hoher Dosis (z.B. bei Einwirkung von magnetischen Impulsen durch Hemmung der Melatoninsynthese): verlängert die Produktionszeit für Antikörper (parallel zur LSD-Wirkung).

Adrenalin: gehemmte Lymphozytenaktivität. Bei kleiner Dosis (Eustress): Steigerung der Killerzellenaktivität.

Differenzielles Erleben

Wenn positive Gefühle nur Gutes in unserem Körper bewirken, dann erhebt sich die Frage, warum wir auch mit negativen Gefühlen ausgestattet sind.

Die Antwort liegt auf der Hand.

Das System Mensch wird nicht nur durch von der Natur gesteuerte Gefühle zur Vermehrung angehalten, sondern – und das ist das postulierte Hauptziel – zum Sammeln von Erfahrungen, zum Erleben aufgebaut.

Die Verwertung dieser Erlebnisse entspricht einer Feinmodulation der angeborenen Strukturen über Feedback mit laufend gesteigerter Selbstoptimierung.

Erleben ist nur möglich bei gleichzeitiger Erfahrung von Höhen und Tiefen.

Woher weiß ich, wenn ich im Hoch bin, dass ich im
Hoch bin, wenn ich keine Tiefen erlebt habe.
Erst durch Kälte weiß ich, was Wärme ist.
Erst durch Dunkelheit weiß ich, was Licht ist.
Erst durch Armut weiß ich, was Wohlstand ist.
Erst durch Traurigkeit weiß ich, was Freude ist.

Das ist das Prinzip des Differenzerlebens. Ich muss dauernd vergleichen können, messen (Messen beruht immer auf einem Vergleich mit anderen Werten).

Diese Verfahren sind absolut identisch mit Beobachten, und das ist – wie wir inzwischen glaubhaft darstellen konnten – Realitätsbildung, also Erleben.

Aber die Gefahr liegt in der Dauerbeobachtung (siehe »Ein Experiment mit weitreichenden Folgen«). Die Dauerbeobachtung friert den Zustand ein. Das Erleben wird blockiert.

Nur eine dauernde Änderung des Zustands lässt ein weiteres Erleben zu. Paradox genug: Die bewusst wahrgenommene Erfahrung von Differenzen führt zu einer größeren Freiheit und Zufriedenheit.

Nicht Gleichklang, Gleichheit, Gewohntes sind die Würze des Lebens, sondern Kontrast, Vielschichtigkeit, Differenzen, Polarität. Wir sind so, weil so die Gesetze der Quantenwelt sind. Wir sind die Quantenwelt.

7 Anhang: Traditionelle Beeinflussung des Energiegeschehens

Ein gut funktionierendes Gehirn ist zweifellos auf die Energiezufuhr aus dem übrigen Körper angewiesen. Das heißt, nur wenn der ganze Körper gut funktioniert, kann auch das Gehirn gut funktionieren.
Diese Erkenntnis ist als Erfahrung uralt.

Nils Bohr (1937 in China): »*Das Ch'i ist das Äquivalent des modernen Quantenfeldes.*«
Fritjof Capra: »*In der chinesischen Philosophie ist die Felddidee ... auch im Begriff des Ch'i ausgedrückt ...*« (Capra, 1977)

Die taoistische Medizin Chinas sieht den Menschen als räumlich-zeitlichen Mikrokosmos des Universums. Der Mikrokosmos bewahrt seine Erinnerung an den Ursprung des Universums. (Das stimmt insofern, als unsere Atomkerne und Elektronen aus der Zeit kurz nach dem Urknall stammen; siehe den Abschnitt »Woraus bestehen wir irdischen Lebewesen?«).

Im Gegensatz zur westlichen Medizin weisen die östlichen Philosophien den Organen außerhalb des Gehirns bedeutende Aufgaben zu.

In der westlichen Heilkunde sind sanfte Methoden teilweise nach östlichem Vorbild verbreitet, die das Ziel haben, die dem Körper zugrunde liegenden Energiemuster so zu beeinflussen, dass ein optimaler Fluss entsteht.

Außerdem wird der Informationsaspekt (kodierte Energie) berücksichtigt.

Im Folgenden soll ein Versuch unternommen werden, diese sanften Heilmethoden mithilfe der Thesen dieses Buches plausibel zu erklären. Es muss auch hier betont werden, dass bisher kein Beweis geführt werden kann, sondern lediglich Indizien aneinandergereiht und interpretiert werden.

Das Homöopathie-Funktionsmodell

Die elektromagnetische Strahlung der Sonne, ausgehend von angeregten Sonnenmolekülen, beinhaltet potenzielle Information und Kraftfelder für alles Lebende auf der Erde einschließlich Signale für Pflanzen, Tier, Mensch.

Die Frage ist: Warum können Sonnenstrahlen (bzw. Weltraumstrahlen) durch die Atmosphäre hindurch bis auf die Erde gelangen?

Das hat zwei Gründe:
Erstens ist die Moleküldichte der Atmosphäre vergleichsweise sehr gering, und zweitens gibt es wenig resonante Moleküle z. B. zur Wärmestrahlung der Sonne. Moleküle aus gleichartigen Atomen (O_2, N_2) können »wärmende« Photonen nicht aufnehmen. Also findet keine resonante Kraftübertragung statt. Nur unsymmetrische Moleküle können dies, wie Wasserdampf und CO_2. Wolken ver-

hindern deshalb den Durchgang der Strahlung; die Information »hohe Lichtintensität« bleibt in den Wolken stecken.

Unser Geruchssinn funktioniert aufgrund elektromagnetischer Schwingungen von Luftmolekülen, bevorzugt im 17-µm-Bereich.

Die Frage ist: Warum können schwingende Luftmoleküle, die von weit entfernt mit der Luftkonvektion herangetrieben werden (der Motor dafür ist ebenfalls quantenphysikalischer Natur), schließlich meiner Nasenschleimhaut die Information übertragen? Zum Beispiel werden die schwingenden Moleküle eines blühenden Jasminstrauchs so lange ihre Information behalten, bis resonante Molekülaggregate sie absorbieren, bis also das Kraftfeld der elektromagnetischen Schwingung der Moleküle in Wechselwirkung (d.h. Quantenaustausch und subjektiver Realitätsbildung) mit resonanten Schwingungsrezeptoren (Antennen) tritt. In der Luft in meiner Umgebung gibt es sehr wenige Möglichkeiten dafür, deshalb kann die Information des Duftes die relativ weite Strecke überwinden.

Selbstverständlich kann auch die typische Informationswelle – Radio, Fernsehen, Satellitenkommunikation – sich nur ausbreiten, weil im Raum keine energieabsorbierenden Einheiten dicht gepackt im Wege stehen.

Aus diesen Beispielen folgt: Das Prinzip der Konservierung einer Information (= kodierte Energie) ist, die absorbierende Moleküldichte im Raum elektromagnetischer Wellen möglichst gering zu halten.

Will man also elektromagnetische Wellen als Information, als Energie, als potenzielles Kraftfeld dem Organismus zuführen (natürlicherweise verwirklicht bei den Sonnenstrahlen, den Geruchsmolekülen, den Schallwellen), dann muss dafür gesorgt sein, dass diese Information nicht *vor* Erreichen unserer resonanten Organismus-Moleküle absorbiert wird.

Genau diese Bedingung ist in den Verfahren der sogenannten Verdünnungsreihe und der Potenzierung innerhalb der Homöopathie erfüllt.

Von Beginn der Urtinktur bis zur endgültigen Potenz wird die Dichte der Moleküleinheiten der Wirkmittel im Lösungsmittel (Alkohol) oder in der Trägersubstanz (Milch- oder Rohrzucker) laufend verringert, sodass nicht absorbierte potenzielle Krafteinheiten als elektromagnetische Schwingungswahrscheinlichkeiten sich ausbreiten können und nicht kollabieren (Erhaltung der Information).

Alkohol eignet sich für eine Verdünnungsreihe deshalb gut, weil er sowohl wasserlösliche als auch fettlösliche Eigenschaften aufweist und dabei mithilfe von Wasserstoffbrücken und Van-der-Waals-Kräften sehr schwache Bindungen mit pflanzlichen Extrakten und Mineralien eingeht. Das heißt: Vorhandene Molekülbindungen werden gelöst und geben die Bindungsenergie als elektromagnetische Schwingung ins Milieu ab, ohne dass diese potenzielle Energie (mangels Resonanz) erneut absorbiert werden kann. (Es müsste innerhalb dieser Hypothese geprüft werden, wie viel der Strahlung durch das Ampullen- bzw. Flaschenglas permetriert und verloren geht und wie viel

Elektronen des Glases durch Strahlung angeregt werden, die dann wiederum Photonen bei der Rückkehr in den Ausgangszustand absenden [Reflexion].)

Wir gehen also davon aus, dass ab bestimmten Verdünnungen der Moleküleinheiten eines pflanzlichen Systems im Alkohol mehrheitlich elektromagnetische Schwingungen (ohne Resonanzmöglichkeiten, d.h. ohne Realitätswerdung) als potenzielle Information existiert.

Gelangt nun diese Information in unseren Organismus, so wird sie bei nächstbester Gelegenheit einer vorhandenen Resonanz absorbiert, so wie Duftmoleküle in der Nasenschleimhaut und Photonen von Lichtjahre entfernten Sternen in unserer Retina.

Durch homöopathische Mittel werden physiologisch adäquat und effektiv Schalter im quantenphysikalischen Netz des Organismus getätigt. Die Folgen davon werden über Verstärkerkaskaden weitergeleitet, wie wir es von Neurotransmitter-, Hormon- und Enzymwirkungen her kennen. Diese entfalten ebenfalls mit äußerst sparsamen Informationseinheiten durchdringende Wirkungen. Außerdem wird dieses Geschehen im Skalarfeld registriert.

Das Akupunktur-Funktionsmodell

Energie- und Leistungsverstärker

Es lässt sich leicht kalkulieren, dass das gesamte Gehirn als Energieumwandler 100 000-mal intensiver arbeitet als unsere Sonne.

Das ist nur möglich, wenn starke Leistungs- und Energieverstärker im Organismus ausgebildet sind. Einer dieser Verstärker soll hier dargestellt werden:

Dielektrische Fokussierung: Völlig parallel zum Lichtverhalten werden eindringende Wellen an Grenzschichten von Inhomogenitäten gebrochen. Befindet sich eine Inhomogenität erhöhter Leitfähigkeit im Feld einer Mikrowelle, dann werden die Feldlinien gebündelt und »hineingezogen« (z.B. Blut-, Lymphgefäße). Je stärker die relative Dielektrizitätskonstante (Maß für die Polarisierbarkeit, z.B. Wasser D = 81, Proteine D = 5), desto kleiner der Wellenwiderstand und desto größer die Energiedichte der Felder.

Radiale Sandwich-Anordnung verschiedener Gewebe, wie bei der Blutgefäßwand (Intima, Media, Adventitia) oder wie bei der Myelinscheide der Neurone, bewirkt Fokussierung der Felder auf einen Punkt bzw. auch auf zwei Punkte (bifokal) außerhalb der Struktur (vgl. Abb. 17, Wespenantenne analog).

Derartige Selbstfokussierungprinzipien verwenden auch Insekten, um Duftmoleküle zu perzipieren.

Was haben diese organischen physikalisch-physiologischen Spezialkonstruktionen mit Akupunktur zu tun?

Dielektrische Fokuseinrichtung bei der Wespenantenne

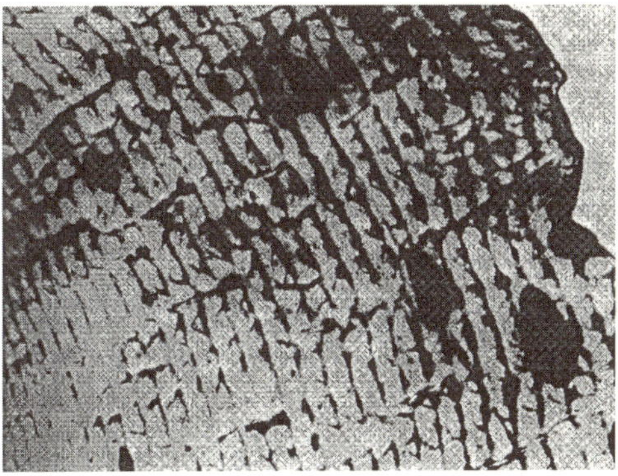

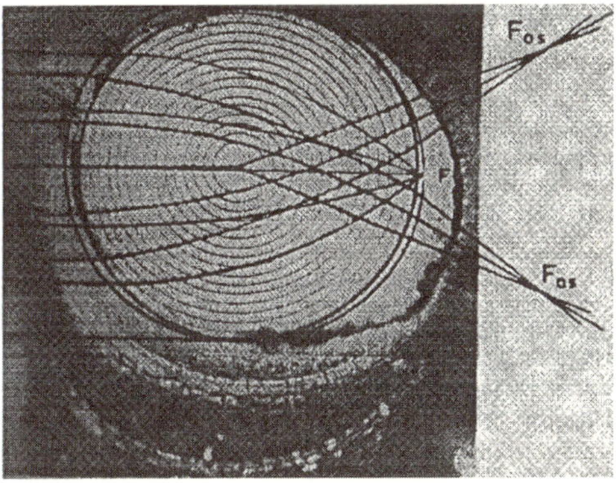

Abb. 17

Orte der Einflussnahme

Die an Synapsen – und abgeschwächt auch an den Ranvierschen Schnürringen – frei werdende kohärente Strahlung ist auch der Ort, wo eine Wechselwirkung mit weiteren Neuronenfasern und Blutgefäßen auftreten kann. Die Schwingungen interferieren und bilden durch Superposition »Berge und Täler« im Muster der sich kreuzenden und überlagernden Wellen. In dem Fall, dass die kohärente Strahlung keine Schwächung durch Absorption bei Pigmenten und Streuung an Elektronen erfährt, ergeben sich lokal Interferenzmuster, die Hologrammen gleichen. Diese Hologramme können die Aktions-Informationen großer Teile des Körpers enthalten (vergleiche Ohrakupunktur).

Derartige Interferenzpunkte, die durch fokussierte Quantenenergie-Emission entstehen, sind für eine Energiezufuhr von außen geeignet, wobei hier nicht unbedingt ein anatomisch-morphologisch abgegrenztes Areal zu existieren braucht, sondern nur Resonanz und die Nähe zur Körperoberfläche wichtig sind.

Im klassischen Behandlungsfall dagegen muss an besonderen Stellen eine induzierte Quantenfreisetzung aus Membranen mit Energien von 70 meV stattfinden, wie bei der Depolarisation unspezifischer Zellmembranen z.B. durch Nadeln, Strom und Licht. Eine bestehende schwache Strahlung aus der Peripherie kann dadurch wirksam aufaddiert werden. Damit bekommt eine abgeschwächte bzw. zum Erliegen gekommene interferierende Energieleitung (Meridiane) wieder genügend Intensität (= genügend Quantenanzahl), um an einen absorbierenden

Organ-Zielort zu gelangen und Wirkungen entfalten zu können.

Wir gehen inzwischen einen Schritt weiter und erzeugen an diesen Stellen körperadäquate 3- bis 5-Komponenten-Quanten-Phononen-Strahlungen (Magnetfeld, verschiedene Lichtfrequenzen, Schall; alles in Phase) mit guter messbarer Wirkung im Organismus.

Welche Strukturen fungieren als Energiesammler?

Wasser hat aufgrund sehr vielfältiger Schwingungsmöglichkeiten seiner Molekülbindungen ein sehr breites resonantes Absorptionsspektrum für elektromagnetische Schwingungen. Alle Organe mit hohem Wassergehalt bzw. Blutgehalt sind deshalb auch Antennen für diese Schwingungen. Ordnet man diese Organe nach der Dielektrizitätskonstante, die ein ungefähres Maß für den Wassergehalt darstellen kann, dann ergibt sich folgende Reihenfolge als Beispiel mit absteigender Absorption: Milz, Gehirn, Pankreas, Leber, Niere, Blut, Galle, Muskulatur, Lunge, Fettgewebe, Knochenmark.

Nun macht es wenig Sinn, wenn einige auserwählte Organe die angebotene Energie bunkern, außerdem sind viele Nerven als Hauptsender der Energie weit entfernt von den Zellen, deren Enzyme die angebotene Energie dringend brauchen, d.h. die Energie muss bis zum Verbraucher verteilt werden (analog dem Sauerstoff und Substrat). Für die Verteilung der Energie bietet sich das Blutgefäßsystem geradezu an. Wenn Nerv und arterielles Blutgefäß (Arteriolen) eine eng aneinanderliegende Einheit bilden, dann kann über die dielektrische Fokussierung mithilfe der Myelinscheiden und der Arteriolenwand eine höhere Leistungsdichte an Quanten in die Blutbahn eingekoppelt werden (der umgekehrte Weg funktioniert genauso). So werden die Energiequanten nicht nur über Elektronen- und Protonenleitung und nicht nur von Molekül zu Molekül weitergegeben, sondern sie werden sowohl mit der Strömung des Blutes als auch gegen die Strömung, also konvektiv und konduktiv transportiert. Die Energie gelangt so an fast jede Stelle des Körpers, während die Information als Aktionspotenzial (als Auslöser der Mikrowellenenergie) über die Dermatom-Segment-Verknüpfung an spezifische innere Organe gelangt.

Eigentlich ist uns dieses Prinzip schon lange sehr gut bekannt, denn es passiert hier nichts anderes als bei der Einkopplung von Quanten im Bereich der Wärme, deren Absorption und Weiterleitung in Blutbahnen und die Nervenreizung. Der einzige Unterschied besteht darin, dass die Wärmequanten eine etwas höhere Quantenenergie gegenüber den Quanten der Mikrowellen besitzen und dass die Wärmequantenperzeption an freien Nervenendigungen aus Schutzgründen dem Bewusstsein mitgeteilt wird.

Wie kommt es zur Widerstandserniedrigung in Akupunkturpunkten?

Aus der Forschungsgruppe von Liburdy (1994) und weiteren Laboratorien sind Forschungsergebnisse zum Einfluss von Mikrowellen auf Membranpermeabilitäten (entsprechend Widerstandsänderungen) bekannt. Demnach sinkt der Widerstand durch einen erhöhten Ionenflux im Einfluss der Mikrowellenenergie. Offensichtlich ist die Mikrowelle unter bestimmten Umständen in der Lage, die Wirkung Freier Radikale zu verstärken, indem durch Pump-

Strahlungsbilanz beim Menschen

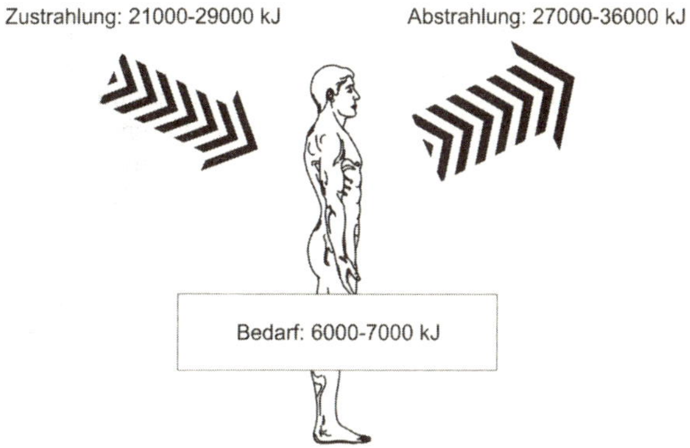

Die Differenz zwischen abgestrahlten und zugesandten Energiequanten entspricht dem Energiegehalt unserer notwendigen täglichen Nahrungszufuhr (für den Grundumsatz)

Abb. 18

mechanismen die Lebenszeit verlängert wird. Das gelingt in größerem Umfang dann, wenn relativ wenig reduziertes Cholesterin (starkes Antioxidans) in den Gewebemembranen eingelagert ist, wenn relativ wenig Antioxidantien aktiv sind, wenn ein erhöhter Sauerstoffpartialdruck vorhanden ist, wenn eine kritische Temperatur außerhalb des 37°-Wertes vorherrscht (Sol-Gel-Phasen-Fluktuation). Bei diesen Parametern ist sowohl der passive als auch der aktive (ATPase-abhängig) Na^+-Flux vergrößert.

Als Freie Radikale bieten sich vorrangig die durch Sonnenlicht entstehenden Oxidationsprodukte der Körperabschlussgewebe an, außerdem das omnipräsente körpereigene NO.

Das Mikrowellen-Feld setzt gleichzeitig Ca^{++}-Ionen aus membranständigen Proteinen frei. Calcium stabilisiert die Proteine an Membranen durch Kationbrücken. Diese werden durch Feldwirkung unterbrochen, worauf sich wiederum die Membraneigenschaften ändern.

Man kann annehmen, dass diese Effekte wohldosiert auch durch die körpereigene Mikrostrahlung erfolgen. Die vorher beschriebene Bahnung der Mikrowellen-Energie würde dementsprechend auf die Membran-Endstruktur der Blut-/Nerv-Kooperation Einfluss ausüben; die Wirkung Freier Radikale an den Membranen, die zu größerer Membran-Durchlässigkeit führt, würde damit optimiert. (Liburdy, 1994)

Wozu ein Akupunktursystem?

Die natürliche Konstruktion eines Akupunktursystems zum Zweck der manipulierten Heilungseinleitung? So viel vorausschauende Intelligenz mag man der Evolution nun doch nicht zugestehen. Wozu aber dann dieses fein konstruierte System?

Die Atmosphäre besitzt für das gesamte Schwingungsspektrum nur zwei Fenster: eins im sichtbaren Photonenbereich mit einer Leistungsdichte von 10^{-3} Watt/m^2 (Resonanz mit Retinastrukturen) und das zweite im unteren Mikrowellenbereich mit 10^{-9} Watt/m^2. Diese Energiefenster waren zweifellos evolutionswirksam.

Der untere Mikrowellenbereich hat infolge einer relativ hohen Absorption durch Wasser nur eine geringe Eindringtiefe in das Körperabschlussgewebe (absolut zwischen 0,5 und 3 cm). Wenn dennoch Information in dieser Strahlung für den Organismus steckt bzw. wenn nützliche Energiequanten (kodiert als Information) zur Unterstützung der Körperfunktionen mit der Strahlung gekoppelt sind, dann ist es sinnvoll, ein spezielles Antennensystem dicht unterhalb der Körperoberfläche zu installieren, das geeignet ist, die Energie nicht nur zu absorbieren, sondern auch organspezifisch zu verbreiten. Tatsächlich ist die Nerv-/Blutgefäß-Anordnung geeignet, ein entsprechend wirksames Antennensystem mit hoher Kapazität für diese Strahlung aufzubauen.

Zusätzlich zu dieser hypothetischen Konstruktion ist natürlich jede mechanische Stimulierung der Körperoberfläche bei den verschiedensten Aktivitäten, beabsichtigt oder unbeabsichtigt, mit einer statistisch ablaufenden Auslösung der Membran-Mikrowellen-Emission verbunden, wodurch Energiequanten in den Kreislauf eingekoppelt werden, die in bestimmte Funktionen nachträglich investiert werden können.

Das Symbol Yin-Yang

Das Symbol lässt sich mit dem bisher dargestellten energetischen Modell gut erklären.

Am Beispiel unserer Alltagsbegriffe »Wärme und Kälte« lassen sich die Beziehungen gut darstellen.

Wärme spüren wir (ist also für unseren Körper relevant) dann, wenn wir mehr Quanten einer spezifischen Energie zugestrahlt bekommen, als wir gleichzeitig abgeben. Kälte dagegen spüren wir dann, wenn wir mehr Quanten dieser Energie abgeben (z.B. dem Schneeball, der sehr stark unsere Quanten im Wärmebereich absorbieren kann), als wir gleichzeitig zurückbekommen. Das Wichtige innerhalb dieses energetischen Prinzips ist, dass gleichzeitig immer abgegeben und genommen wird; dieses muss aber in unterschiedlichen Quantitäten ablaufen, um gegensätzliche Modalitäten zu erreichen. Der kleine weiße Kreis (Yang) innerhalb der großen schwarzen Tropfenfläche (Yin) demonstriert also die geringe Zustrahlung von energiereichen Quanten und die Dominanz der abgestrahlten Quanten), wodurch insgesamt – und dies zeigt das Größenverhältnis von schwarzer zu weißer Fläche – ein energieärmerer Zustand zurückbleibt, z.B. Kälte. Der untere Teil des Symbols zeigt genau die entgegengesetzten Verhältnisse: hohe Zustrahlungsrate (große weiße Fläche = Yang) und geringe Abstrahlung (kleine schwarze Punktfläche = Yin) mit dem Resultat (angezeigt durch das Verhältnis der beiden Flächen = mehr Yang zu weniger Yin) energiereicher Zustand, z.B. Wärme. In diesem Sinne kann man energetisch-physikalische Analogien der ganzen chinesischen Traditionsmedizin aufzeigen (dies soll in einer späteren Darstellung geschehen).

Das Akupunktur-Funktionsmodell in der Übersicht

- Energieemission und Energieabsorption hängen immer miteinander zusammen und müssen im harmonischen Gleichgewicht stehen, ansonsten kann ein Organismus nicht gesund leben. Wird die »männliche Energie« schwach, dann wird die »weibliche Energie« negativ (= Tarab Tulku), diese Überlieferung stimmt mit dem hier geschilderten Modell überein.
- Der Körper erzeugt und sendet ununterbrochen energiereiche Strahlung mit der höchsten Intensität (= höchste Quanten-/Photonenanzahl) im Mikrowellen- und Thermowellenbereich (10^{13} Hz). Gleichzeitig wird resonante Strahlung von außen eingestrahlt (2. Atmosphärenfenster). Alle Strahlung interferiert miteinander und bildet laufend im Muster sich ändernde Hologramme aus. Die gleichzeitig entstehenden Schwebungsfrequenzen haben neben den Frequenzen der Primärschwingungen ebenfalls physiologische Bedeutung.
- Die Strahlung entsteht bei Stoffwechselprozessen, Enzymtätigkeiten, energetischen Phosphorylierungen, aber vor allem bei Membrandepolarisation als Ursache von Nerven- und Muskeltätigkeiten. Bei allen Strahlungsaktivitäten sind die im Körper universal vorhandenen Mikrotubuli beteiligt (Hammeroff et al., 1988).
- Der Strahlungsmodus der Membran-Sender ist vergleichbar mit Maserstrahlung. Die Strahlung entsteht in den meisten Fällen kohärent und polarisiert und

kann vielfältig analog zu Laser und Maser gepumpt werden, wodurch auch Verluste infolge Energieabsorption ausgeglichen werden.

- Sämtliche Strahlung wird durch organische Gewebestrukturen lokal leistungsverstärkt und fokussiert. Dafür sind radiale Sandwich-Strukturen wie bei Blutgefäßwänden und Myelinscheiden prädestiniert (dielektrische Fokussierung).
- Ideale Sammelantennen für die Strahlung sind Blut- und Lymphbahnen. Die Strahlung wird aufgrund besonderer physikalischer Eigenschaften der Blutphase in die Gefäße geradezu hineingezogen. Ein paralleler Effekt findet sich in der Sammlung und Bündelung von Wärme im Körper. Wärme ist nichts anderes als elektromagnetische Strahlung im gering höheren Frequenzbereich, verglichen mit dem hier diskutierten Mikrowellenbereich. Der Blutfluss dient auch zur Wärmeaufnahme, Wärmeverteilung und Kühlung der Gewebe.
- Die Blutphase kann infolge eines sehr großen Resonanzbereichs die Mikrowellenstrahlung nicht nur aufnehmen, sondern auch konduktiv und konvektiv weiterführen. Innerhalb der Nervenbündel-/Blut-/Lymphgefäßkombination entstehen durch Interferenzen wiederum Hologramm-Strukturen, die sich mit jedem Raumvolumen ändern.
- Die Bahnen mit den stärksten Strahlungsintensitäten verlaufen zusammen mit den größten Nervenbündel-/Blut-/Lymphgefäßen, bzw. Nervbündel und Blutgefäß kreuzen sich an bestimmten Punkten. Alle derartigen Nerv-/Blutgefäßkombinationen liegen auf geometrisch auffälligen Bahnen (Meridiane).

Analoge Wirkkaskade bei Hormon und Photon

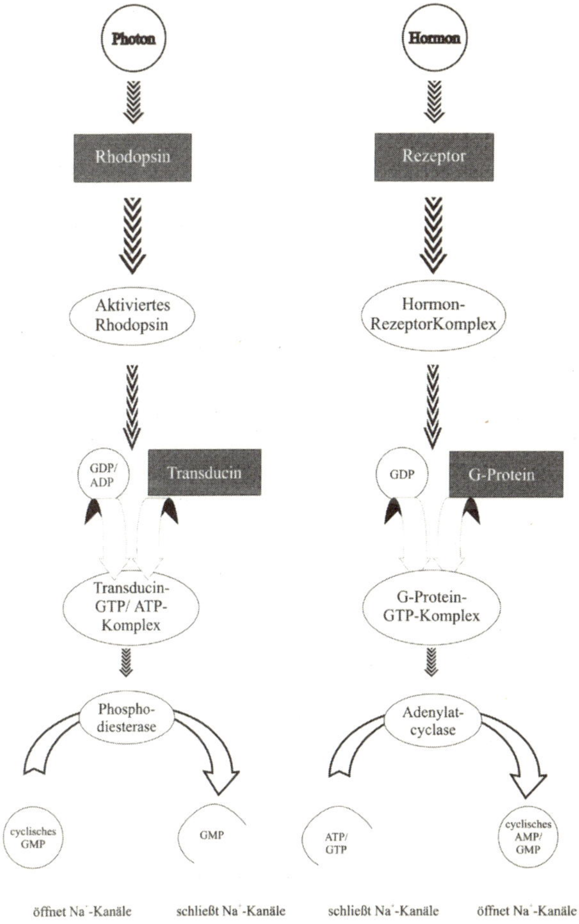

Abb. 19

- Bei zu wenig Amplitude der elektromagnetischen Pumpwelle (z. B. schwacher Metabolismus, wenig Phosphorylierung, hohe Energieabsorption durch Noxen, Strukturzerstörung mit nachfolgender Blockade des Energiestrahlungs-Transfers u.a.) sinkt die Strahlungsintensität.
  Folge: »Energiemangel« an Akupunkturpunkten und Widerstandserhöhung der Hautstruktur
- Bei zu hoher Aktivität der Strahler (z.B. Fieber, hohe Anzahl Freier Radikale, katabole Hormonaktivität u.a.) entstehen als Folge übermäßig viel »Energie« und Widerstandserniedrigung. Beeinflussungsmöglichkeiten dieses Geschehens sind gegeben durch adäquate Stimulierung (Tonisierung oder Sedierung) von Membranaktivitäten und Aktivitäten von Energiebahnen-Moden. Dies gelingt durch Zuführung adäquater Quanten-/Photonenenergien und durch Exposition zu sehr spezifischen Magnetfeldern.

Elektromagnetische Schwingungen und magnetische Kräfte wirken in Kombination

Magnetfelder beeinflussen elektromagnetische Schwingungen und die Wirkung ihrer Felder. Die Anwendung dieses Phänomens bei Organismen wird bisher nicht beachtet. Die bei der Anregung durch elektromagnetische Felder (z.B. Licht) entstehenden Termabstände lassen sich durch äußere Gleichmagnetfelder aufspalten. Drei Möglichkeiten der Beeinflussung organischer Strukturen sind bekannt: Externe Magnetfelder bewirken, dass rechts und links zirkular polarisiertes Licht unterschiedlich absorbiert wird; sie induzieren einen »magnetic circular dichroism« (MCD). Magnetfelder bewirken auch, dass rechts und links polarisiertes Licht unterschiedlich emittiert wird: »magnetic circular emission« (MCE). Magnetfelder bewirken außerdem, dass rechts und links polarisiertes Licht unterschiedlich gestreut wird.

Die Folge dieses Effekts: Vorhandene Pumpfrequenzen (Mikrowellen oder thermischer Schwingungsbereich) und gesendete Signalfrequenzen sind durch Erhöhen oder Vermindern der Amplitude des Magnetfeldes veränderbar und können beliebig durchmoduliert werden.

Aus der Grundlagenforschung heraus haben wir nach vorliegendem Modell neue Akupunkturbehandlungsstäbe entwickelt. Diese Stäbe sind insgesamt phasenkohärent in der gleichzeitigen Emission von Photonen/Quanten, von Magnetfeldimpulsen und von Vibrationsschall. Die Therapiestäbe erwiesen sich in kürzester Zeit als ungewöhnlich effizient. Dies spricht für die Verifizierungschance des Modells. Eine Therapienachweiskontrolle ist möglich.

Folgende Beeinflussungen sind (rein empirisch bzw. teilweise hypothetisch) zu erwarten:

Reizung der Nervengeflechte unterhalb der Hautakupunkturpunkte zwecks Auslösung der Membran-Mikrowellenstrahlung durch:

➤ Licht mit spezifischen Photonenenergien
  - zur Membran-Melaninstrahlungsanregung,
  - zur Flavinmononucleotid-Anregung *(Warnke)*,
  - zur Anregung der Pumpwelle in Mikrotubuli;

- Magnetfelder mit sehr spezifischer Amplitudenmodulation und Frequenz zur Steuerung der Aufspaltung der Term-Energiestufen für Maserstrahlung (Neuron, Mikrotubuli);
- galvanische Stromzufuhr zur Auslösung der Nervenaktion und gekoppelte Mikrowellenstrahlung, wie oben bereits dargestellt;
- klassische invasive Nadelung zur Erzeugung einer Verletzungs-Depolarisation an Membranen und Auslösung gekoppelter Mikrowellenstrahlung.

Außerdem ist eine direkte Einkopplung von adäquater Quantenenergie möglich, die das Interferenzbild (Hologramm) beeinflusst:

- weitgehende Beruhigung der Neuronenaktivität durch spezifische Hochfrequenzstrahlung relativ hoher Amplitude;
- Stimulierung parasympathischer Neurone durch bestimmte Frequenzmuster und dadurch Abnahme eines adrenergen Tonus, auch der Muskulatur;
- Erreichen einer Hyperpolarisation durch ATPase-Enzym-Stimulierung durch spezifische Quantenenergie;
- Blockierung der Weiterleitung von Aktionen an Ganglien durch Auslösung eines peripheren Neuronenfeuerns nach der Gate-Control-Hypothese;
- Stimulierung von opiatähnlichen Neurotransmittern (Enkephalin, Dynorphin) durch bestimmte Quantenenergie und Impulsfrequenzkaskaden.

Steckbrief Elektronen

- »Anzahl« seit Urknall konstant
- »unsterblich«
- im unbeeinflussten Zustand eine unbeschreibbare Energie (Wahrscheinlichkeit)
- konstante Einheitsladung mit Ruhemasse-Energie: 510 976 plus, minus 16 eV
- Polarisation (Einstellung des Spins entlang der Flugrichtung)
- Umdrehung = Spin, der sich erst nach 2 × 360° wiederholt
- Magnet-Kraftfeld
- Energiegehalt abhängig von Geschwindigkeit und ungleichförmiger Bewegung mit Richtungswechsel
- umschwärmt von Photonen
- Bauelement aller Moleküle
- Materiewelle bei Geschwindigkeit v = 1 m/sec: 0,7274 mm; Vergleich: Proton mit v = 1 m/sec: 0,0004 mm
- Luft-Reservoir für Elektronen: einige $10^{18}/mm^3$

Steckbrief Photon

- Energie: je nach Frequenz der Mutterwelle
- Zeit: gibt es nicht (steht still), Zukunft und Vergangenheit werden gleichermaßen aufgesucht
- Ort: ist nirgends und überall
- Masse: ist null
- Geschwindigkeit: ist immer Lichtgeschwindigkeit
- Spin: Rotationsenergie × Rotationsperiode
- Polarisationszustand: Spinachse parallel zur Flugrichtung oder antiparallel

Danksagung

Die Recherchen zu diesem Buch machten sehr viel Freude und sind noch lange nicht abgeschlossen. Das große Problem ist die Zeit.

Umso dankbarer bin ich meiner Mutter (im Fach hochkompetent und meinen Darstellungen gegenüber angenehm kritisch), die sämtliche neuesten Bücherlisten regelmäßig nach Brauchbarem zum Thema durchforstet und mir gleich als Buch, angestrichen in den wichtigsten Passagen, übergibt.

Auf diese Weise ist eine ansehnliche Privatbibliothek zusammengekommen. Ich danke auch Dr. rer. nat. habil. F. A. Popp, Kaiserslautern, mit dem ich in kollegialer Verbundenheit seit den Siebzigerjahren das Gebiet der elektromagnetischen Felder forschungsmäßig vertrete, konsequent und gegen einige Widerstände. Leider kommen wir trotz der geografischen Nähe viel zu selten zusammen.

Schließlich danke ich meinem langjährigen Bekannten Dr. med. G. Sell, Bonn, einem Fachmann der Hormontherapie, der mich in regelmäßigen Gesprächen an seiner medizinisch-therapeutischen Praxis teilnehmen lässt und der aufgrund seiner Offenheit gegenüber der Quantenmedizin große Erfolge verbucht.

Ich danke meiner Frau (inzwischen meine Verlegerin) und meinen beiden erwachsenen Söhnen für die aufgebrachte Geduld und freue mich über den gemeinsamen Erfolg und die Harmonie. Herrn Dipl. Chem. Scheller danke ich für die Hilfe bei der Erstellung der Bilder. Tom Cat lebt leider nur noch in der Erinnerung.

Literatur

Appelquist T., 1987: Modern Kaluza-Klein theories. Addison-Wesley, Redwood City.

Artem'ev, V.V., Goldobin, A.S., Gus'Kov, L.N., 1967: Recording the optical emission of a nerve. Biofizika 12: No. 6, 1111–1113.

Benesch, H., 1988: Zwischen Leib und Seele. Fischer Verlag.

Benton, D., Wastell, V., 1986: Effects of androstenol on human sexual arousal. Biol. Psychol. 22 (2) 141–148.

Benton, D., 1982: The influence of androstenol – a putative human pheromone – on mood throughout the menstrual cycle. Biological Psychology 15 (3–4) 249–256.

Berendt, H.C., 1986: Jenseits der Möglichkeiten? Metallbiegen durch seelische Kraft. Herder Verlag, Freiburg i. Breisgau.

Berendt, J.-E., 1985: Nada Brahma, Die Welt ist Klang. Rowohlt Verlag GmbH, Reinbek b. Hamburg.

Berliner, D.L., Jennings-White, C., Lavker, R.M., 1991: The human skin: fragrances and pheromones. J. Steroid Biochem. Molec. Biol. 39 (4b), 671–679.

Bistolfi, F. A., 1990: A hydrogen-harps model for intracellular communication and its implications for the second genetic code. Pan Minerva Medica, 32, 4–8.

Bistolfi, F. A., 1991: Biostructures and radiation order disorder. Ediziona Minerva Medica, 261, 84–90, 115–120.

Black, S.L., Biron, C., 1982: Androstenol as a human pheromone: No effect on perceived physical attractiveness. Behavioral and Neural Biology, 34 (3), 326–330.

Bohm, D., 1971: Quantum theory as an indication of a new order in physics, Part. A.

Bohm, D., 1973: Quantum theory as an indication of a new order in physics. Part B. Implicate and explicate order in physical law. Foundation of Physics 3, 139–168.

Bohm, D., 1987: Die implizierte Ordnung, Grundlagen eines dynamischen Holismus. Goldmann Verlag.

Bohm, D., 1987, In: Unfolding Meaning: A Weekend Of Dialogue With David Bohm. London (ARK)

Born, M., 1983: Physik Im Wandel meiner Zeit. Springer.

Breuer, R., 1981: Das anthropische Prinzip. Meyster Verlag GmbH, Wien/München.
Capra, F., 1986: Tao der Physik. Scherz, München/Wien/Bern.
Chardin de, P.-T., 1965: Der Mensch im Kosmos. C. H. Beck Verlag, München.
Charon, J.E., 1981: Tod, wo ist dein Stachel? Paul Zsolnay Verlag, Wien/Hamburg.
Chew, G.S., 1966: www.origenes.de/kommentare/cig/01/rennkamp.pdf
Chew, G.S., 1966: The Analytic S-matrix. A Basis of Nuklear Democracy, Benjamin, New York.
Claus, R., Karlson, P., 1983: »Sex in der Luft«. Oder: Pheromone steuern das Sexualleben. Münchener medizinische Wochenschrift, 125 (36), 767–770.
Cohn, B.A., 1994: In search of human skin pheromones. Arch. Dermatol. 130 (8), 1048–1051.
Cope, F.W., 1973: Electron-Phonon (Trapped Photon) Coupling And Infrared Coacial Transmission Line Theory Of Energy Transport. In: Mitochondria And Nerve, Bulletin of Mathematical Biology, Vol. 35.
Cope, F.W., 1975: A Review of the Applications of Solid State Physics Concepts to Biological Systems. J. Biol. Phys. Vol. 3, 1–41.
Cowley, J. J., Brooksbank, B.W., 1991: Human exposure to putative pheromones and changes in aspects of social behaviour. J. Steroid Biochem. Molec. Biol. 39 (4b), 647–659.
Cowley, J.J., Harvey, F., Johnson, A.T., Brooksbank, B.W., 1980: Irritability and depression during the menstrual cycle: Possible role for an exogenous pheromone? Irish Journal of Psychology 4 (3), 143–156.
Cowley, J.J., 1991: A comparative-development approach to behaviour. S. Afr. J. Psychol. 21 (3), 175–182.
Damann, E., 1990: Erkenntnisse jenseits von Raum und Zeit. Die Wende im naturwissenschaftlichen Denken. Knaur Verlag, München.
Davies, P., Gribbin J., 1993: Auf dem Weg zur Weltformel. dtv, München.
Davies, P., 1986: Gott und die moderne Physik. Bertelsmann-Verlag, München.
Davies, P., 1990: Die Urkraft. Auf der Suche nach einer einheitlichen Theorie der Natur. dtv, München.

Davies, P., 1995: Die Unsterblichkeit der Zeit. 3. Auflage Scherz Verlag, Bern/München.
Davies, P.C.W.; Brown J.R., 1993: Eine Diskussion der Geheimnisse der Quantenphysik. Insel Verlag, Frankfurt a. Main/Leipzig.
de Broglie, zitiert in Charroux R., 1990: Phantastische Vergangenheit. Ullstein, Frankfurt a. M.
Degen, R., 1992: Ein Tor zur Seele. Psychologische Wirkung von Geruchsstoffen und Düften. Bild der Wissenschaft 12, 52–53.
Del Giudice, E., Preparata, G., Vitiello, G., 1988: Water as a Free Electric Dipole Laser. Physical Review Letters, 61 (9): 1085–8.
Descartes, 1644, Die Prinzipien der Philosophie. Elzevier Verlag, Amsterdam Kap. 1. Über die Prinzipien der menschlichen Erkenntnis, Absatz 7.
Dolores,W., 1995 Geschichte der Entdeckung und Erforschung des Atoms. Physik – Fachbereichsarbeit, St. Anton am Arlberg (Österreich)
Dossey, L., 1987: Die Medizin von Raum und Zeit. Ein Gesundheitsmodell. Rowohlt Taschenbuch Verlag GmbH, Reinbek b. Hamburg.
Dürr, H.-P., 1988: Physik und Transzendenz. Scherz Verlag.
Duve de, C., 1995: Aus Staub geboren. Spektrum Akademischer Verlag GmbH, Heidelberg/Berlin/Oxford.
Eberhard-Metzger, C., 1992: Der vierte Sinn, Fisch oder Rose – wie riecht man, was man riecht? Bild der Wissenschaft 12, 40–45.
Eccles, J.C., 1989: Die Evolution des Gehirns – die Erschaffung des Selbst. Piper Verlag, München.
Einstein, A.: Zitatesammlung.zi.funpic.de/html/zitat116.html
Einstein, A.: www.origenes.de/kommentare/cig/01/rennkamp.pdf
Einstein, A.: zitiert in Gribbin 1996, S.155
Einstein, A.: Brief an die Witwe eines verstorbenen Kollegen, 1941
Einstein, A.: Brief an ein Kind, das fragte, ob Einstein betet; 24. Jan. 1936; Einstein-Archiv 42-601
Elbe, M.G., 1964: Über eine physikalische Deutung der Nervenerregungsleitung. Abh. u. Verh. des Naturwiss. V., Hamburg, 7, Sonderdruck, N.F. Bd. VIII, 47–72.
Ember, J.A., Hugli, T.E., 1989, 1994: Characterization of the human neutrophil response to sex pheromones from Streptococcus faecalis. Am. J. Pathol. 134 (4), 797–805.
Ferris, T., 1992: Das intelligente Universum. dtv, München.

Ferstl, R., Welzel, C., Florian, M., Blank, M., Müller-Ruchholtz, W., 1988: Ist das Knochenmark der einzige Ursprung körpereigener Duftkomponenten? Ein Beitrag zur Immunopsychologie. Zeitschrift für experimentelle und angewandte Psychologie, Band 15, Heft 2, 201–217.

Filsinger, E.E., Braun, J. J., Monte, W.C, Linder, D.E., 1984: Human (Homo sapiens) responses to the pig (Sus scrofa) sex pheromone 5-alpha-androst-16-en-3-one. Journal of Comparative Psychology 98 (2), 219–222.

Filsinger, E.E., Braun, J.J., Monte, W.C., 1985: An examination of the effects of putative pheromones on human judgments. Ethology and Sociobiology 6 (4), 227–236.

Filsinger, E.E., Monte, W.C., 1986: Sex history, menstrual cycle, and psychophysical ratings of alpha androstenone, a possible human sex pheromone. Journal of Sex Research 22 (2), 243–248.

Fischer, E. P., 1987: Sowohl als auch. Rasch und Röhring Verlag, Hamburg.

Foidart, A., Legros, J.J., Balthazart, J., 1994: Human pheromones: animal trace or unrecognized reality? Rev. Med. Liege 49 (12), 662–680.

Fraser, A., Frey, A.H., 1968: Electromagnetic Emission At Micron Wavelengths from Active Nerves. Biophysical Journal, Volume 8.

Garcia, V.J., Mondragon, M., 1991: The incidence of the vomeronasal organ in 1000 human subjects and its possible clinical significance. J. Steroid Biochem. Molec. Biol. 39 (4b), 561–563.

Genz, H., 1994: Die Entdeckung des Nichts. Carl Hanser Verlag, München/Wien.

Genz, H., 1996: Wie die Zeit in die Welt kam. Carl Hanser Verlag, München/Wien.

Gierer, A., 1985: Die Physik, das Leben und die Seele. Piper Verlag, München.

Goldfein, S., 1973: Energy Development from Elemental Transmutations in Biological Systems. Army Mobility Equipment Research and Development Command, DRDME-VLFort Belvoir, Virginia 22060.

Gower, D.B., Ruparelia, B.A., 1992: Olfaction in humans with special reference to odourous 16-androstenes: their occurence, perception and possible social, psychological and sexual impact. J. Endocrinol. 137 (2), 167–187.

Gribbin, J., 1996: Schrödingers Kätzchen und die Suche nach der Wirklichkeit, S. Fischer Verlag, Frankfurt am Main.

Guitton, J., Bogdanov G., Bogdanov, J., 1993: Gott und die Wissenschaft. Auf dem Weg zum Metarealismus. München, 2. Aufl., S. 56.

Gustavson, A.R., Dawson, M.E., Bonett, D.G., 1987: Androstenol, a putative human pheromone, affects human (Homo sapiens) male choice performance. Journal of Comparative Psychology, 101 (2) 210–212.

Halpern, M., 1987: The organization and function of the vomeronasal system. Annual Review of Neuroscience, 10325–362.

Hameroff, S.R., 1974: Chi: aneural hologram? Am. J. Clin. Med. 2 (2), 163–170.

Hameroff, S.R., Rasmussen, S., Mansson, B., 1988: Molecular automata in microtubles: basic computational logic of the living state? In: Langton, C. (Hrsg.) Artificial Life, SFI studies in the sciences of complexity. Addison-Wesley, New York.

Hassebrauck, M., 1990: Die Betrachtung erotischer Stimuli: Der Einfluß von Fehlattributionen. Gruppendynamik, 21 (2), 213–220.

Hawking, S.W., 1991: Eine kurze Geschichte der Zeit. Die Suche nach der Urkraft des Universums. Rowohlt Taschenbuch Verlag GmbH, Reinbek b. Hamburg.

Heisenberg, W., 1957: Physik und Philosophie. Ullstein Verlag, Nachdruck 1986.

Herbert, N., 1987: Quantenrealität. Birkhäuser Verlag.

Ho, M. W., Popp, F. A. Warnke, U., 1994: Bioelectrodynamics and Biocommunication. World Scientific, London, Hongkong.

Hofstadter, D.R., Denett, D.C., 1981: Einsicht ins Ich. Klett Verlag.

Johnson, A., Josephson, R., Hawke, M., 1985: Clinical and histological evidence for the present of the vomeronasal (Jacobson's) organ in adult human. Journal of Otolaryngology 14 (2), 71–79.

Jung, C.G., Pauli W., 1955: The Interpretation of Nature and Psyche. Pantheon Books, New York.

Kakusa, R., 1986: Andere Wirklichkeiten. Die neue Konvergenz von Naturwissenschaften und spirituellen Traditionen. Goldmann Verlag.

Kaplan, L., 1989: Biochemie der Liebe. Sexualmedizin, 18 (12), 568–570.

Katscher, F., 1963: Die Urkräfte der Natur. Walter-Verlag, Olten/Freiburg i. Breisgau.

Keverne, E.B., Murphy, C.L., Silver, W.L., Wysocki, C.J., et al., 1986: Non-olfactory chemoreceptors of the nose: Recent advances in understanding the vomeronasal and trigeminal systems. Chemical Senses 11 (1), 119–133.

Kirk-Smith, M., Booth, D.A., Carrol, D., Davies, P., 1978: Human social attitudes affected by androstenol. Res. Commun. Psychol., Psychiatry Behav. 3 (4), 379–384.

Koestler, A., 1980: Die Nachtwandler. Die Entstehungsgeschichte unserer Welterkenntnis. Suhrkamp Verlag, Frankfurt a. Main.

Krishna, N.S., Getchell, M.L., Getchell, T.V., 1994: Expression of the putative pheromone and odorant transporter vomermodulin mRNA and protein in nasal chemosensory mucosae. Journal of Neuroscience Research 39 (3), 243–259.

Kruglikov, I.L., Dertinger, H., 1994: Stochastic Resonance as a Possible Mechanism of Amplification of Weak Electric Signals in Living Cells. Bioelectromagnetics 15, S. 539–547.

Landahl, H.D., 1969: Some conditions for custained Oscillations in Biochemical chains with feedback inhibition. Bulletin of Mathematical Biophysics Volume 31.

Laszlo, E., 1994: Wissenschaft und Wirklichkeit. Insel Verlag, Frankfurt a. Main/Leipzig.

Laszlo, E., 1995: Kosmische Kreativität. Insel Verlag, Frankfurt a. Main/Leipzig.

Libet, Benjamin; Gleason, Curtis A.; Wright, Elwood W.; Pearl, Dennis K., 1983: »Time of Conscious Intention to Act in Relation to Onset of Cerebral Activity (Readiness-Potential) – The Unconscious Initiation of a Freely Voluntary Act«. Brain 106: 623–642.

Liburdy, R.P.,1994: Electromagnetic Field and Biomembranes. In: Ho, M. W., Popp, F. A., Warnke, U., 1994: Bioelectrodynamics and Biocommunication. World Scientific, London/Hongkong.

Loye, D., 1986: Gehirn, Geist und Vision. Spinx Verlag, Basel.

Lucadou von, W., 1995: Psyche und Chaos. Theorien der Parapsychologie. Insel Verlag, Frankfurt a. Main/Leipzig.

Maiworm, R.: Menschliche Geruchskommunikation. Einflüsse körpereigener Duftstoffe auf die gegengeschlechtliche Attraktivitätswahrnehmung. Münster/New York.

Michaelis, H., 1993: Mit Düften sprechen – mit der Nase sehen. Bild der Wissenschaft 7 (1993), 58–62.

Monti-Bloch, L., Grosser, B.I., 1991: Effect of putative pheromones on the electrical activity of the human vomeronasal organ and olfactory epithelium. J. Steroid Biochem. Molec. Biol. 39 (4b), 573–582.

Monti-Bloch, L., Jennings-White, C., Dolberg, D.S., Berliner, D.L., 1994: The human vomeronasal system. Psychoneuroendocrinology 19 (5–7), 673–686.

Moran, D.T., Jafek, B.W., Rowley, J.C., 1991: The vomeronasal (Jacobson's) organ in man: ultrastructure and frequency of occurence. J. Steroid Biochem. Molec. Biol. 39 (4b), 545–552.

Morris, N.M., Udry, J.R., 1978: Pheromonal influence on human sexual behaviour: An experimental search. J. biosoc. Sci. 10 (2), 147–157.

Ortmann, R., 1989: The sensory cells of the fetal vomeronasal organ in the human. A contribution to the variability of their differentiation and rudimentary development. HNO 37 (5), 191–197.

Pauli, W., 1964: Collected works. In zwei Bänden herausgegeben von Kronig und Weisskopf, Wiley, New York.

Peat, F. D., 1989: Synchronizität. Scherz Verlag, Bern, München, Wien.

Peschka, W., 1989: On Kinetobaric Effects and Bioinformational Transfer by Electromagnetic Fields. In: Popp, F.A., Warnke, U., König, H.L., Peschka, W. (Hrsg.): Electromagnetic Bio-Information. Urban&Schwarzenberg, München/Wien/Baltimore.

Penrose, R., 1995: Schatten des Geistes. Spektrum Akademischer Verlag GmbH, Heidelberg/Berlin/Oxford.

Platon, 1998: Sämtliche Dialoge. Bd. II Phaidon/Bd. IV Theätet, Meiner, Hamburg.

Podkletnov, E. R., Nieminen. A possibility of gravitational force shielding by bulk YBa_2Cu_3O_{7-x} superconductor. In: *Physica C: Superconductivity*. 203, Dezember 1992, S. 441–444.

Popp, F.A., Li, K.H., Gu, Q., 1992: Recent Advances in Biophoton Research and ist Applications. World Scientific, Singapore/London/Hongkong.

Popper, K.R., Eccles, J.C., 1989: Das Ich und sein Gehirn. Piper Verlag, München.

Preparata, G., 1992: Coherence in QCD and QED, In: Problems and Ideas of Modern Physics; T. Bressani et. al, (Hrsg.); World Scientific Press.

Preti, G., 1987: »Female axillary secretions influence women's menstrual cycles«: Reply to Wilson. Hormones and Behaviour 21 (4), 547–550.

Puthoff, H.E., »Harold Puthoff Responds on Zero-Point Energy«, Skeptical Inquirer, September/Oktober 1998.

Reiser, H.-P., Dimpfel, W., Schober, F., 1995: The influence of electromagnetic fields on human brain activity. European Journal of Medical Research 1, 1–6.

Sabom, M.B., 1982: Recollections to death. Harper and Row, Publishers, New York.

Sabetti, S., 1987: Lebensenergie. Rowohlt Verlag GmbH, Reinbek b. Hamburg.

Sarfatte, J., 1975: »The Physical Roots of Consciousness« in Mishlove, Jeffrey, The Roots of Consciousness. http://www.mishlove.com/roc.htm

Sexl, R.Z., 1984: Was die Welt zusammenhält: Physik auf der Suche nach dem Bauplan der Natur. Ullstein Verlag, Frankfurt/M.

Shimony, A., 1988: Die Realität der Quantenwelt. Spektrum der Wissenschaft 3.

Singer, A.G.: A chemistry of mammalian pheromones. J. Steroid Biochem. Molec. Biol. 39 (4b) (1991), 627–632.

Sokollov, J.J., Harris; R.T., Hecker, M.R., 1976: Isolation of substances from human vaginal secretions previously shown to be sex attractant in higher primates. Archives of Sexual Behavior 5 (4), 269–274.

Spielman, A.I., Zeng, X.N., Leyden, J.J., Preti, G., 1995: Proteinaceous precursors of human axillary odor: isolation of two novel odor-binding proteins. Experentia 51 (1), 40–47.

Stegmeier, R., 1982: Chromatographische Untersuchungen an Pheromonen und Pheromonanaloga. Die Regressionsanalyse zur Aufklärung der Struktur-Aktivitäts-Wechselwirkung. Erlangen.

Stensaas, L.J., Lavker, R.M., Monti-Bloch, L., Grosser, B.I., Berliner, D.L., 1991: Ultrastructure of the human vomeronasal organ. J. Steroid Biochem. Molec. Biol. 39 (4b), 553–560.

Stiglmayr, J, 1933: Des heiligen Dionysus Areopagita. Ausgewählte Schriften Bd. 2; Bibliothek der Kirchenväter, 2. Reihe, Bd. 2, Kösel & Pustet, München/Kempten

Takami, S., Getchell, M.L., Chen, Y., Monti-Bloch, L., Berliner, D.L., Stensaas, L.J., Getchell, T.V., 1993: Vomeronasal epithelial cells of the adult human express neuron-specific molecules. Neuroreport 4 (4), 375–378.

Veith, J.L., et.al., 1983: Exposure to men influence the occurrence of ovulation in women. Physiology and Behavior 31 (39), 313–315.

Walker, Evan Harris, 1975: Foundations of Paraphysical and Parapsychological Phenomena, in: L. Oteri (Hrsg.), Quantum Physics and Parapsychology. New York: Parapsychology Foundation, 1975, 1–53.

Warnke, U., 1993: Wie Lichtenergie beim Menschen zu Zellenergie wird. Biona Report 8, 123–134.

Weber, R., 1992: Wissenschaftler und Weise. Rowohlt Verlag GmbH, Reinbek b. Hamburg.

Weller, L., Weller, A., 1993: Human menstrual synchrony: A critical assessment. Neuroscience and Biobehavioral Reviews 17 (4), 427–439.

Weusten, J.J., Smals, A.G., Hofman, J.A., Kloppenborg, P.W., Benraad, T.J., 1987: The sex pheromone precursor androsta-5, 16-dien-3 beta-ol is a major early metabolite in in vitro pregnenolone metabolism in human testicular homogenates. J. Cli. Endocrinol. Metab. 65 (4), 753–756.

Wheeler, J.A., Misner, C., Thorne. K.S., 1973: Gravitation. Freeman, San Francisco.

Wilber, K., 1988: Das holographische Weltbild. Wissenschaft und Forschung auf dem Weg zu einem ganzheitlichen Weltverständnis – Erkenntnisse der Avantgarde der Naturwissenschaftler. Scherz Verlag, Berlin/München/Wien.

Wilson, H.C., 1987: Female axillary secretions influence women's menstrual cycles: A critique. Hormones and Behavior 21 (4), 536–546.

Wolf, F.A., 1989: Körper, Geist und neue Physik. Eine Synthese der neusten Erkenntnisse von Medizin und moderner Naturwissenschaft. Scherz Verlag, Bern/München/Wien.

Wolf, F.A., 1989: Der Quantensprung ist keine Hexerei. Fischer Verlag.

Woltersdorf, H.W., 1975: PSI ist ganz anders. Radius-Verlag GmbH, Stuttgart.

Zukav, F., 1981: Die tanzenden Wu Li Meister. Der östliche Pfad zum Verständnis der modernen Physik. Rowohlt Verlag GmbH, Reinbek b. Hamburg.

Namens- und Sachregister

A

Absorber(-Theorie) 126, 129, 133 ff., 140, 142, 175, 217
Aminosäuren 19, 23, 46, 101, 103 f., 214, 218, 224
Amplitude 29 f., 32, 56 f., 60, 250 ff.
Atomkern 26, 39 f., 43, 67 f., 72, 75 f., 94, 96, 98 ff., 102, 105 f., 121, 233

C

Chaos 13, 16, 57, 106, 134, 171

D

Dielektrizitätskonstante 53, 238, 241
DNA 43, 62 ff., 101, 118, 144, 171, 217

E

Elementarteilchen 26, 48, 100, 124, 128, 153
Energiefeld 26, 96
Enzyme 21, 23, 28 ff., 46, 48, 51, 59, 63, 103, 134, 217, 237, 241, 247, 252

F

Frequenzen 28 ff., 43 f., 46, 52 ff., 58 ff., 63, 106, 108 ff., 134, 140, 143 ff., 165, 176, 184, 187, 247 f., 251 ff.
Funktion(en) 15 f., 17, 23 f., 26, 39 f., 44 f., 48, 63, 85 f., 104, 113, 142, 156, 173, 202, 245

G

Gehirn 13, 18, 67, 104, 111, 113, 126, 141, 156 f., 160 f., 177 ff., 195, 198, 218, 220, 222 f., 225, 233, 237, 241
Geist 12, 25 f., 65 f., 80, 113, 142, 149 f., 156, 161, 163, 170, 174 f., 196
Glauben 12, 127, 149, 153 ff., 158, 160, 163, 167, 171 f., 175, 181, 190
Gravitation 27, 38, 73, 81, 93 ff., 107 ff., 170, 181, 188 f.

H

Higgs-Feld 10, 81, 85 ff., 134, 170, 176
Hologramm 182 f., 190, 226, 248, 252

I

Information 22, 29, 87, 89 f., 92, 144 f., 148 f., 154, 157, 181 f., 184, 215, 234 ff., 242, 245
Ionen 50, 115 ff., 182, 244
Interferenzen 16, 182, 226, 248

K

Kohärenz 30, 115, 135, 175
Kohlenstoff 19, 42
Komponenten 11, 25 f., 64, 98,

149 f., 181, 196, 206 f., 241
Konstruktion 13, 15 f., 24, 62 f., 144, 203, 214 ff., 244 f.
Kollabierung 38 f., 115, 154
Kosmologie 13, 130
Kraftfelder 31, 63, 68, 78, 97, 105, 173, 234 ff., 253

L

Ladung 26, 79, 102, 118, 182
Leptonen 42
Lichtgeschwindigkeit 78 f., 86, 108, 110, 119 ff., 127, 151, 253

M

Magie 11, 195
Makromoleküle 23
Masse 25, 27, 41, 66 ff., 72 ff., 81, 86, 93 ff., 99 f., 108 f., 144 f., 193, 253
Materie 12, 25 f., 30 f., 39 ff., 47 f., 63, 65 ff., 72, 80, 82, 86, 88, 93, 99, 105, 111, 113 f., 126, 140, 154, 156 ff., 162, 170, 172 ff., 214 f.
Medizin 16, 25, 52, 223
Mitochondrien 46, 54
Molekül 29, 50, 76, 123, 133, 136, 142, 145, 150, 177, 242

N

Natur 12 f., 15 ff., 24, 26 f., 41, 48, 62, 66, 80, 97, 101 f., 119, 122, 144, 194 ff., 203, 205, 208, 212, 220, 223, 227, 231, 235
Neutronen 42, 67, 78, 102, 105, 108
Nichtlinearitäten 16
Nichtlokalität 39, 113 ff., 135, 163, 175

O

Objektivtät 12
Organismus 18 ff., 22 f., 26 f., 42, 47 f., 50 f., 62 f., 100 f., 104, 106, 142 ff., 148, 153, 167, 171, 177, 189, 215, 219, 236 f., 241, 245, 247

P

Parameter 21, 140, 195 f., 215, 244
Phänomene 39, 44, 94, 96, 99, 117 f., 127, 137, 150, 156, 169, 175, 188, 212, 250
Philosophen 12, 39, 150
Physiker 11 f., 32, 59, 72, 85, 88, 92, 110, 112 f., 115, 118, 120, 124, 130, 172
Psyche 25 f., 142, 166 ff., 172, 187, 196

Q

Quanteneffekte 26
Quantenelektrodynamik 15, 25 f., 44, 92
Quantenenergie 27 f., 30, 43, 46, 51, 54, 58 ff., 64, 84, 133, 190, 205, 240, 242, 252
Quantenmechanik 15, 26, 30, 75, 91 f., 113, 115, 163
Quantenphysik 12 f., 26, 29 f., 124, 164 f., 235, 237

Quantensysteme 39, 128, 158
Quarks 42, 72, 99, 105, 111

R

Realität 16, 29 ff., 34, 36, 63, 74, 79 ff., 82, 124, 141, 150 f., 154 f., 158, 160, 168, 170, 172 f., 177, 226
Relativitätstheorie 27, 76, 93, 107, 119
Raum 26, 28, 30 f., 34, 66 ff., 76, 80, 82, 85 f., 92 f., 97 ff., 108, 114, 120, 134 f., 151, 155, 165 f., 181, 192, 212, 235
Resonanz 29, 36, 38, 48, 54, 57 f., 80, 84 f., 98, 108, 123, 128, 139, 152, 154 ff., 158, 173, 176, 193, 215, 236 f., 245
Retina 34, 36, 65, 137 f., 141, 237, 245
Rezeptoren 29, 126, 138 f., 147, 182, 196, 205, 222 f., 227

S

Sauerstoff 19, 42, 45 f., 48, 178, 192, 218, 241
Skalarfeld 31, 84 f., 134, 156, 170, 173, 176, 237
Spin 26, 31, 40, 66, 72, 99 f., 102, 105 ff., 111 ff., 135, 139, 141, 173 ff., 253
Strahlung 30, 50, 54, 56, 60 f., 64, 81, 107, 130, 132, 178, 234 ff., 240, 245, 247 f.
Subquantenfeld 31, 134, 170, 176
Supernova 42

T

Tendenz 12, 180
Transmitter 56, 161 f., 182

U

Universum 12 f., 27, 42 f., 48, 67, 73, 84 f., 94, 100, 106, 114, 120, 130, 134, 137, 143, 174, 233
Urknall 40, 42, 85, 233, 253

V

Vakuum 31, 65 ff., 72 ff., 80 ff., 91, 93 f., 96, 123, 127, 170 f., 173, 175
Verhalten 91 f., 116, 119, 124, 156, 167, 192 f., 204 ff., 209, 213

W

Wahrscheinlichkeit 13, 16, 34, 39, 114 f., 117, 154, 176, 253
Wärme 21, 44, 56 ff., 128, 139, 196, 231, 242, 246, 248
Welle(n) 27 ff., 31 ff., 34 f., 38, 44, 83, 89, 119 f., 130 ff., 169 f., 176, 191
Wissenschaft 11 f., 15, 25, 53, 88, 97, 188 f.

Die Magie der Quantengesetze

Ulrich Warnke zeigt, wie Bewusstsein und Unterbewusstsein die Realitätsbildung steuern. Wenn wir die physikalisch-philosophischen Prinzipien als Ursache unserer Alltagserfahrungen begreifen, beginnen wir zu ahnen, was das Wesen des Lebens wirklich ausmacht. Und erkennen: Die Ressourcen in uns sind unermesslich. Wir können diese brachliegenden Fähigkeiten in uns aktivieren – so wie es in den mystischen Texten geschrieben steht.

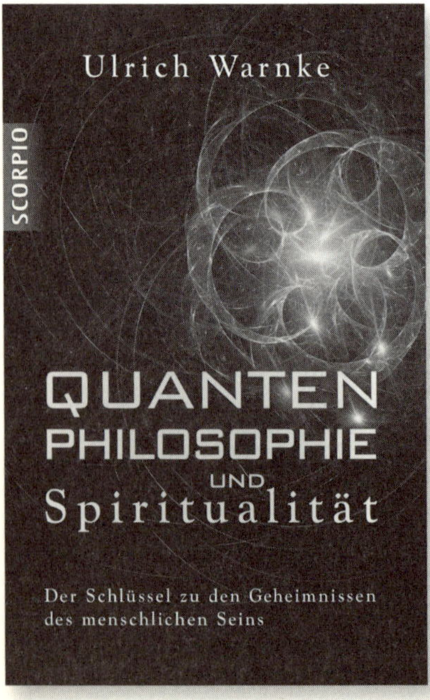

288 Seiten, gebunden
ISBN 978-3-943416-17-1

Wie die Psyche die Materie steuert

Wir leben, was wir glauben und wovon wir überzeugt sind. Alles andere kommt für uns einfach nicht infrage, denn Glaubensinhalte sind körpereigenes »Wissen«, also unumstößliche Realität – auch für die Materie unseres Körpers. Die Glaubenskraft der Psyche regt die Quantenbildung zwischen den Elektronen bestimmter Atome und Moleküle an. Sie wirkt als strategischer Schalter zur Realitätsbildung im Vakuum unseres Körpers. Solange sie wirkt, ist eine bestimmte Wirklichkeit stabil. Wie können wir dieses Geschehen zu unserem Vorteil optimieren? Welche Folgen hat dieser quantenmechanische Vorgang?

Ulrich Warnke gibt plausible Antworten auf diese Fragen und liefert damit völlig neue Aspekte zur Funktion und Wirkungsweise der Psychosomatik. Durch die quantenmechanischen Erklärungsversuche rücken natürliche, philosophische und magische Momente in den Vordergrund und erinnern an den Schamanismus, an die Erfolge der Urmedizin.

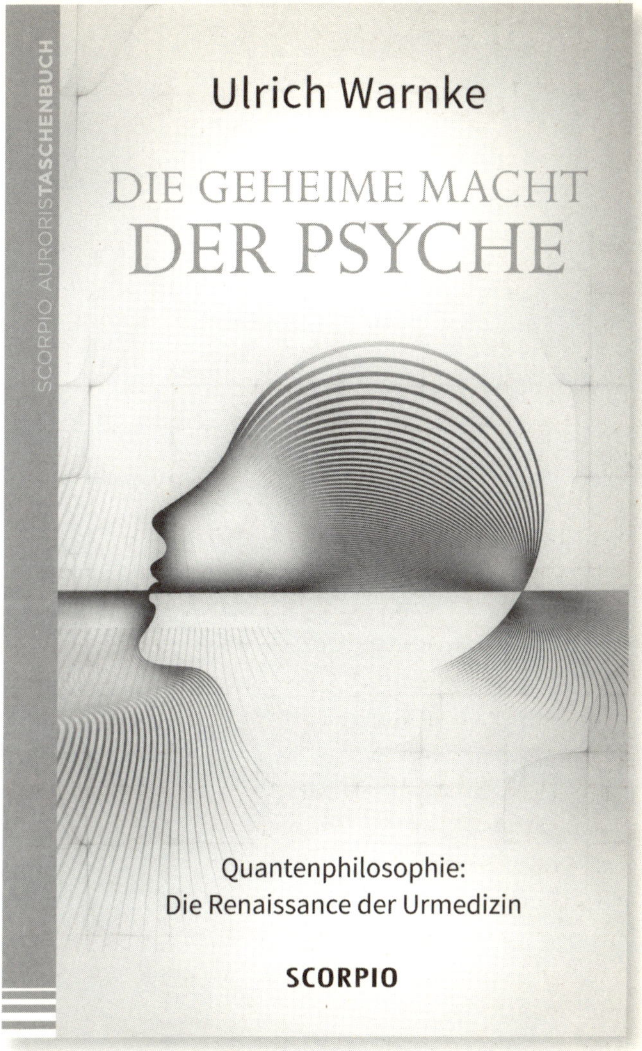

376 Seiten, Broschur
ISBN 978-3-943416-72-5